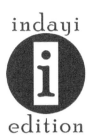

indayi

edition

D1718269

Afrikanisch inspirierte, innovative Erkenntnisse, die der Schulmedizin so noch nicht bekannt sind, machen aus deinem Darm eine Heilungsfabrik für Körper und Psyche:

Unsere winzigen Bakterien können Krebs, Autismus, Demenz, Depression, Alzheimer, Übergewicht, Unruhe, Ängste, negative Gedanken verursachen oder heilen und vorbeugen! Und unser Darm entscheidet mit darüber, was wir denken, wie wir uns fühlen und wen wir lieben.

Mit den einfachen, wirksamen, afrikanisch inspirierten Ernährungstipps in diesem Buch kannst du sofort und für immer deine Darmflora ohne Tabletten reinigen, stärken und fit halten!

Besuche uns im Internet:

www.indayi.de

indayi

edition

Bibliografische Information der Deutschen Nationalbibliothek:

Die Deutsche Nationalbibliothek verzeichnet diese Publikation in der Deutschen Nationalbibliografie; detaillierte bibliografische Daten sind im Internet über http://dnb.d-nb.de abrufbar.

1.   Auflage September 2018

© indayi edition, Darmstadt

Gesamtleitung Lektorat, Umschlaggestaltung und Satz: Birgit Pretzsch

Lektorat: Marie Dumke

Printed in Germany

Dantse Dantse

Am Anfang war DER DARM

Erstaunliche neue Erkenntnisse über den UNTERSCHÄTZTEN HEILER

Band 2

Jede Heilung beginnt im Darm!
DNL - die innovative therapeutische
Ernährung für eine sofortige und bleibende
Darmgesundheit

~ afrikanisch inspiriert,
wissenschaftlich fundiert ~

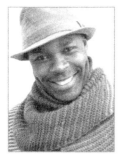

Über den Autor

Dantse Dantse ist gebürtiger Kameruner, hat in Deutschland studiert und lebt seit über 25 Jahren in Darmstadt. Er ist Vater von fünf Kindern, eine Art von Mensch, die man üblicherweise Lebenskünstler nennt. Unkonventionell, frei in seiner Person und in seiner Denkweise, unabhängig von Etabliertem, das er aber voll respektiert.

Als Kind lebte er mit insgesamt 25 Kindern zusammen. Sein Vater hatte drei amtlich verheiratete Frauen gleichzeitig, alle lebten in einer Anlage zusammen. Da bekommen Werte, wie Geben, Teilen, Gefühle, Liebe, Eifersucht, Geduld, Verständnis zeigen uvm. andere Akzente, als in einer sogenannten „normalen" Familie. Diese Kindheitserlebnisse, seine afrikanischen Wurzeln, der europäische Kultureinfluss auf ihn und seine jahrelangen Coachingerfahrungen lassen ihn manches anders sehen, anders handeln und anders sein, das hat etwas Erfrischendes.

Als erster Afrikaner, der in Deutschland einen Buchverlag, indayi edition, gegründet hat und als unkonventioneller Autor schreibt und veröffentlicht er gerne Bücher, die seine interkulturellen Erfahrungen widerspiegeln, Bücher über Werte und über Themen, die die Gesellschaft nicht gerne anspricht und am liebsten unter den Teppich kehrt, die aber Millionen von Menschen betreffen, wie zum Beispiel Homosexualität in Afrika, weibliche Beschneidung, Sexualität, Organhandel, Rassismus, psychische Störungen, sexueller Missbrauch usw. Er schreibt und publiziert Bücher, die das Ziel haben, etwas zu erklären, zu verändern und zu verbessern – seien es seine Ratgeber, Sachbücher, Romane, Kinderbücher oder politischen Blog-Kommentare.

Inspiriert von seinen Erkenntnissen und Kenntnissen aus Afrika, die er in vielen Lehren gelernt hat, von seinen eigenen extremen Erfahrungen und Experimenten – wie z.B. der übertriebene Aufnahme von Zucker, um die Wirkung auf die Psyche zu untersuchen – von wissenschaftlichen Studien und Forschungen und von Erfahrungen aus anderen Teilen der Welt hilft er durch sein Coaching sehr erfolgreich Frauen, Männern und Kindern in den Bereichen Ernährung, Gesundheit, Karriere, Stress, Burnout, Spiritualität, Körper, Familie und Liebe. Mit Dantse Dantse meistert man sein Leben!

Sein unverwechselbarer Schreibstil, geprägt von seiner afrikanischen und französischen Muttersprache, ist sein Erkennungsmerkmal und wurde im Text erhalten und nur behutsam lektoriert.

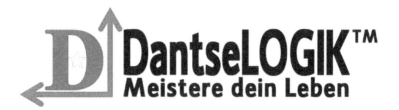

DantseLOGIK™
Meistere deine Beziehung

DantseLOGIK™
Meistere deine Familie

DantseLOGIK™
Meistere dein Gewicht

DantseLOGIK™
Meistere deine Gesundheit

DantseLOGIK™
Meistere deine Karriere

DantseLOGIK™
Meistere deine Kommunikation

DantseLOGIK™
Meistere deine Krise

DantseLOGIK™
Meistere deinen Stress

DantseLOGIK™
Meistere deine Männlichkeit

DantseLOGIK™
Meistere deine Weiblichkeit

Coaching, das wie Magie wirkt – das ist das Motto der

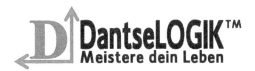

DantseLOGIK™ - Logik, die Wunder wirkt.

DantseLOGIK™ - Logik, die bewegt.

DantseLOGIK™ - Logik, die glücklich macht.

DantseLOGIK™ - Die Kraft zum Erfolg.

DantseLOGIK™ - Heilt. Wirkt. Garantiert.

Über das Buch

Viele Menschen leiden unter Ängsten, Stress, Essstörungen oder an Stimmungsproblemen bis hin zu Depressionen. Migräne, Kopfschmerzen, Übergewicht, ständige Erkältungen und andere Infektionen bis hin zu Krebs sind Volksleiden. Schon allein mit einer Darmsanierung und der gezielten Zufuhr von bestimmten Lebensmitteln durch eine Ernährungsumstellung kannst du deine körperliche und seelische Gesundheit zurückgewinnen und sichern.

Der Darm ist das Medizinzentrum des Körpers

Die Darmsanierung und anschließend DNL 15/85 (Dantse Nutritional Logic 15/85) hilft dir bei:

- AD(H)S
- Ängsten
- Antriebslosigkeit
- Autismus
- Essstörungen
- Übergewicht
- Hormonellen Störungen
- Lebensmittelunverträglichkeiten
- Mangelerscheinungen
- PMS (prämenstruellem Syndrom)
- Schmerzhafter Regel
- Reizbarkeit

- Schlafstörungen
- Stress
- Suchtproblemen
- Verstimmungen bis hin zu Depressionen
- Entzündungen
- Infektionen
- Krebs
- Und vieles mehr…

Der Darm und seine Bakterien entscheiden über unsere psychische Verfassung

Um den Darm herum befindet sich eine große Ansammlung von Nervenzellen, die unser gesamtes Fühlen beeinflussen und manipulieren können. Das bedeutet auch, dass unser Darm Hirnkrankheiten wie **Depressionen verursachen oder aber auch bekämpfen oder gar heilen** kann. Was wir essen, welche Lebensmittel wir zu uns nehmen, beeinflusst die Darmbakterien. Unsere Nahrung entscheidet mit, wie wir uns fühlen, was wir denken, wie gesund wir psychisch sind, was wir wollen, wen wir lieben oder nicht, wie viel Lust wir empfinden, wie gut wir eine Person riechen können. Die Darmflora entscheidet auch über Minderwertigkeitskomplexe, negative Gedanken, schlechte Laune, Antriebslosigkeit und Aggressivität.

Viele Heiltraditionen Afrikas schreiben dem Darm große Bedeutung für das psychische Wohlbefinden zu. Wie es in der afrikanischen Medizin gelehrt wird, **können Darmbakterien**

unser gesamtes Nervensystem, und somit auch unser Gehirn, mit gezielten Informationen, seien sie gut oder schlecht, manipulieren. Sie übernehmen so die Kontrolle über unser Verhalten, unser Denken, unsere Persönlichkeit, unser Liebesgefühl und unsere Handlungen. Und je nach Informationen, die das Gehirn von ihnen bekommt, fühlen wir uns gut, glücklich, stark und mutig oder niedergeschlagen, müde, negativ, aggressiv und schlechtgelaunt. Das bedeutet auch, dass du durch eine entsprechende Ernährung, die diese Darmbakterien fördert, entscheiden kannst, wie es dir geht. **Wir können unsere Darmbakterien züchten, damit sie uns Gutes tun**!

In diesem Buch erfährst du:

- Was der Darm mit unserer gesamten Gesundheit zu tun hat

- Warum der Darm vielleicht mehr Macht über uns hat als das Gehirn

- Was die Darmbakterien mit Sex zu tun haben, denn sie genießen es auch mit, wenn du Sex hast

- Wie du deinen Darm grundreinigst

- Wie du ihn danach kontinuierlich fit und gesund hältst

- Wie eine basische, ballaststoffreiche und bittere Ernährung der Grundpfeiler für die Darmsanierung ist

- Weitere wichtige Lebensmittel, die den Darm ganz einfach fit halten: pflanzliches Öl, Tropenlebensmittel mit Heilkraft, Power-Smoothies

- Warum dein Darm Vitamin D, Bewegung, Sex, Proteine braucht

- Wie Fasten dem Darm hilft

- Warum Bauchmassagen dafür sorgen, dass dein Darm sich rundum wohlfühlt und seinen Job als Medizinzentrum für deine körperliche und seelische Gesundheit zuverlässig und erfolgreich ausführen kann.

- Und viele andere spannende Informationen

Du bekommst in diesem Buch viele afrikanisch inspirierte Informationen und Erkenntnisse, die immer mehr von der Wissenschaft bestätigt werden und von denen du im Traum nicht gedacht hättest, dass sie möglich sind.

**Nach der Lektüre wirst du dich
in deinen Darm verlieben, da
die Liebe auch von dort kommt.
Denn die Liebe geht wirklich
durch den Magen.**

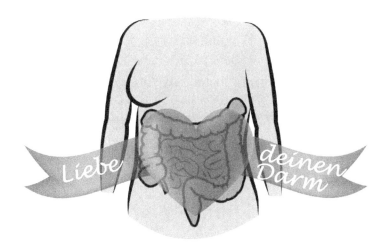

Buchreihe: „Am Anfang war der Darm"

Die Buchreihe „Am Anfang war der Darm" besteht aus drei Bänden, damit jeder die für ihn wichtige Information schnell und günstig zur Verfügung hat.

In **allen Bänden** wird dir ausführlich erklärt, wie der Darm funktioniert und warum er für unsere Gesundheit so entscheidend ist. Was ist die Darmflora überhaupt? Warum beeinflusst die Vaginalflora der Mutter die Gesundheit ihres ungeborenen Kindes? Wie hängt der Darm mit Verliebtheit zusammen? Und welche Macht hat der Darm als Medizinzentrum des Körpers?

Band 1: „Erstaunliche, neue Erkenntnisse über den unterschätzten Zerstörer: Ein ungesunder Darm ist der Krankheitsherd des Körpers"

In Band 1 erfährst du dann weiter, wie der Darm mit Krankheiten zusammenhängt. Wie und warum wird der Darm überhaupt krank? Was zerstört die Darmflora und schränkt die Funktionsfähigkeit deiner guten und wichtigen Darmbakterien ein? Was fördert die Ausbreitung der schlechten und krank machenden Bakterien? Und: welche Krankheiten werden durch einen gestörten Darm ausgelöst oder gefördert? All diese Informationen helfen dir schon, deine Gesundheit zu schützen,

denn jede Krankheit beginnt im Darm!

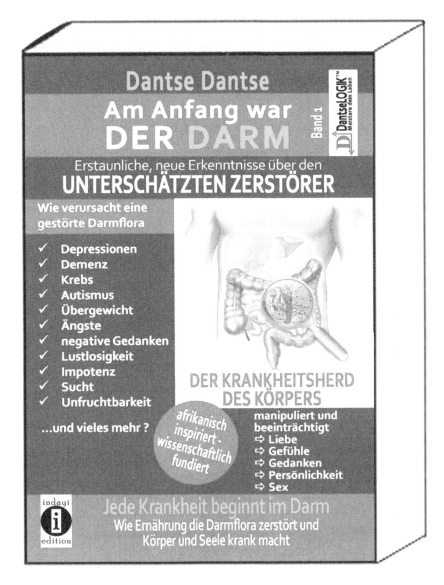

indayi edition ISBN 978-3-947003-13-6

Band 2: „Erstaunliche, neue Erkenntnisse über den unterschätzten Heiler: DNL - die innovative therapeutische Ernährung für eine sofortige und bleibende Darmgesundheit"

Diesen Band hältst du hier in den Händen

Der Sammelband: „Erstaunliche, neue Erkenntnisse über den unterschätzten Chef: Jede Krankheit und jede Heilung beginnt im Darm"

und er umfasst die beiden ersten Bände. D. h, du erfährst alles darüber, wie der Darm zerstört wird, wozu ein kranker Darm führt, aber auch, wie deinen Darm wieder gesund und glücklich machst und dich selbst damit auch!

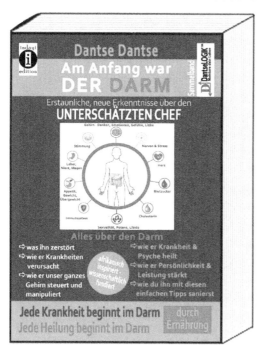

indayi edition ISBN 978-3-947003-12-9

Integriere die Darmsanierung automatisch in jede deiner Mahlzeiten

Dir zu zeigen, wie du dich ganz entspannt im Alltag mit deinen normalen Mahlzeiten optimal um deinen Darm kümmerst, ohne spezielle Diäten, Mittelchen oder Kuren, ist der Sinn dieses Buches und sein Alleinstellungsmerkmal gegenüber anderen Ratgebern. Dieses Buch hilft dir durch eine **Ernährungsumstellung** immer, zu jeder Zeit und zu jeder Mahlzeit, deinen Darm zu sanieren. Du brauchst keine besondere Therapie, keine Medikamente, keine Kur, keine Entschlackung. Du brauchst dich nur nach dem **DNL 15/85** zu ernähren.

Erst langsam entdeckt die Schuldmedizin, dass der Darm mehr kann als nur Nahrungsmittel zu verdauen. Darmbakterien sind nicht nur da, um Nahrungsmittel zu verwerten. **Sie beeinflussen den gesamten Körper bis ins Gehirn und steuern sogar Gefühle, Stimmungen, Gedanken, Gelüste und deine Sexualität.** Du bekommst in diesem Buch viele innovative, afrikanisch inspirierte Erkenntnisse über den Darm und die Darmflora, die so noch nicht in der Schulmedizin bekannt bzw. bewiesen sind, aber die sehr wichtig sind, um gesund zu werden oder zu bleiben.

Die Schulmedizin hat etliche Jahre gebraucht, um manche Dinge, die du hier über den Darm und seine Bakterien lesen wirst, zu wissen und zu erklären.

Teil A

Der Darm und seine Funktionen: Was passiert im Darm?

Teil B

Den Darm regenerieren, sanieren, reinigen, heilen und stärken – nur mit Lebensmitteln 117

Wissenschaftlich, ja oder nein? Am Ende ist alles Wissenschaft: Die Geschichte meines Vaters und des französischen Priesters (um 1940)

Meine Bücher sind nicht „wissenschaftlich", sondern natürlich und voller Wissen. Ich sehe mich als einen unabhängigen Berichterstatter, der den Dingen neutral auf den Grund geht und der das, was er weiß und gefunden hat, den Menschen weitergibt.

Viele Leser melden sie bei mir, um zu fragen, warum dies oder das nicht woanders zu finden ist, warum manche Thesen nicht wissenschaftlich bewiesen bzw. gestützt sind. Meine Bücher sind nicht wissenschaftlich in dem Sinne, in dem wir wissenschaftlich definieren. Wenn du nur solche Bücher suchst und nur an dem, was wissenschaftlich bewiesen ist, interessiert bist, wenn du glaubst, dass nur wissenschaftlich Bewiesenes die einzige Wahrheit ist, wenn du nicht glaubst, dass viele Dinge, die heute wissenschaftlich bewiesen sind, gestern schon längst bekannt waren und genutzt wurden, dann musst du jetzt damit aufhören dieses Buch weiter zu lesen. Wenn du einer von denen bist, die nur an das glauben, was sie sehen und hören, und denken alles andere existiere nicht, dann höre jetzt damit auf, dieses Buch zu lesen, **denn ich bin kein wissenschaftlicher Forscher im klassischen Sinne**.

Wenn du dich aber entscheidest weiter zu lesen, lies und setze meine Tipps einfach um, auch wenn du nicht dran glaubst, auch wenn du daran zweifelst, dass sie dir helfen können. Das Ergebnis wird dir den Glauben bringen und deine Zweifel ausräumen. So geht es tausenden von Lesern, die Monat für Monat meine Gesundheitsbücher kaufen, und meine Tipps gegen Krankheiten wie Krebs, Diabetes usw. umsetzen. Ihre Zufriedenheit sowie die Platzierung als Amazon-Bestseller Nr.1 von Büchern wie „Krebs hasst Safou, fürchtet Moringa und kapituliert vor Yams" (ISBN 978-3-946551-34-8) sind überzeugende Belege, dass Wissen nicht unbedingt rein wissenschaftlich sein muss, um Menschen zu helfen.

Die sichtbare und die unsichtbare Welt

Ich hatte einmal bei einem Vortrag eine Diskussion mit Fachleuten (Professoren und Ärzten) und einer Gruppe von ihren Patienten. Bei dem Vortrag sagte ich ihnen, dass die Welt regiert wird von Dingen, die wir nicht sehen, nicht berühren und nicht hören können.

> **Was wir sehen, die physische Welt, hat gar nichts mit der Wahrheit und der Realität dieser Welt zu tun. Sie ist nur ein winziger Teil der Realität.**

Die Welt, die den fünf Sinnen (Sehen, Hören, Riechen, Schme-cken und Tasten) zugänglich ist, ist nicht die echte Welt.

Was Macht über uns hat, ist nicht die Welt, die wir durch die fünf Sinne wahrnehmen kön-nen. Diese andere Welt ist die Welt der Macht. Sie entscheidet über die sichtbare Welt.

Viele Fachleute zeigten sich empört und meinten ich rede eso-terischen Unsinn. **Es gäbe nur eine Welt, eine reale Welt, und das sei die Welt in der wir leben.** Das was wir sehen, hören tasten, schmecken und riechen können, sei unsere Realität. Alles andere sei irreal und existiere nicht, au-ßer in Fantasien von Verschwörern. Es wurde stark applau-diert. Ich war verwundert über eine solche Aussage von Men-schen, die das Wissen tragen. Ich blieb ruhig und stellte ihnen nur eine Frage. Ich nahm das Beispiel von Schall, Licht und elektromagnetischen Wellen, um meine Argumente wissen-schaftlich zu stützen.

Schallwellen können wir mit menschlichen Sinnen hören. Ultraschall ist Schall mit Frequenzen oberhalb des Hörfre-quenzbereichs des Menschen. Das bedeutet, Menschen können Ultraschall nicht hören. Mit den **elektromagnetischen Wellen** ist es genauso. Es gibt Bereiche, Wellenlängen, die Menschen sehen können. Das Lichtspektrum, wie auch das **Farbspektrum**, ist der für Menschen sichtbare Anteil des elektromagnetischen Spektrums. Die Mikro- und Radiowellen, Infrarotstrahlung (Wärmestrahlungen), UV-, Röntgen-, und Gammastrahlen sind nicht mit den menschlichen Sinnen zu empfangen.

Meine Frage an die Fachleute war dann diese:

- Sind diese von uns nicht sichtbaren und nicht spürbaren Schall- oder elektromagnetischen Wellen nicht real? Sind sie nicht die Wahrheit? Weil wir sie nicht sehen, existieren sie nicht? Sie hatten ja gesagt, es sei Unfug was ich sage, nämlich, dass es außerhalb unserer Wahrnehmung eine andere Realität gäbe

- Die sichtbare Welt (das, was unsere Sinne aufnehmen können) und die unsichtbare Welt (die Schall- und elektromagnetischen Wellen, die wir nicht empfangen) – welche von beiden hat die Wissenschaft mehr vorangebracht? Welche hat die Medizin revolutioniert? Mit welcher Welt kann ich den Menschen besser heilen, Flugzeuge fliegen lassen, telefonieren, fernsehen, ins Internet gehen usw.? Ganz klar mit der Realität der unsichtbaren Welt.

Als anderes Beispiel nahm ich das Beispiel des Lichtspektrums: Unser Bewusstsein empfängt nur einen Bruchteil von Dingen, die für uns möglich sind. Den größten Teil der machbaren Dinge können wir mit unseren Sinnen nicht empfangen. Es passiert im Dantse-Bewusstsein, in dieser anderen Welt. Beim Lichtspektrum zum Beispiel sagt die Wissenschaft, dass unsere bewussten Sinne nur 8% davon wahrnehmen können.

Aber nur, weil wir 92% des Lichtspektrums nicht empfangen können, bedeutet das nicht, dass es nicht existiert. Es ist da, wir sehen es nur nicht.

Meine letzte Frage an dieses Publikum und an die Fachleute, die mich am Anfang als Esoteriker einstufen wollten, war nun: Welche Behauptungen sind nun wissenschaftlich belegt, ihre oder meine? Wer erzählt hier Unfug und verblödet Menschen? Ich oder ihr, die Fachleute? Im Saal wurde es ruhig und ohne, dass ich eine Antwort bekam, ging das Gespräch in ein anderes Thema über.

Das, was ich mit Schall- und elektromagnetischen Wellen bewiesen hatte, ist so in allen Bereichen des Lebens.

Die physische Welt ist die Materialisation von Kenntnissen der Welt, die wir nicht sehen, hören, schmecken, tasten oder riechen können. Die spirituelle Welt ist mächtiger als die sichtbare Welt. Wer Zugang zu dieser unsichtbaren Welt hat, hat einen Vorsprung im Wissen.

Was heute vielleicht nicht als wissenschaftlich gilt, kann schon lange wissenschaftlich sein, wurde aber von den Menschen noch nicht greifbar umgesetzt.

So ist es der Fall mit dem **Darm**, der seit Jahrtausenden in Afrika als vielleicht das wichtigste Heil- und Denkzentrum gilt, was aber von der westlichen Wissenschaft lange als Scharlatanismus und Hexerei belächelt wurde. Heute gibt es keinen Wissenschaftler mehr, der behaupten kann, dass der Darm nicht denkt und heilt.

Alle bedeutenden Menschen auf dieser Erde, alle Genies, sind Menschen, die diese Macht der unsichtbaren Welt erkannt und genutzt haben. Die Ignoranz bei dieser Diskussion hatte mich erstaunt, denn zwei der Fachleute waren bekannte Sektenangehörige (man nennt solche Sekten heute Logen). Und ab einem bestimmten Grad geht es in diesen **Logen** um die Macht über sich und den anderen durch „Zähmung" von Wissen spiritueller Welten.

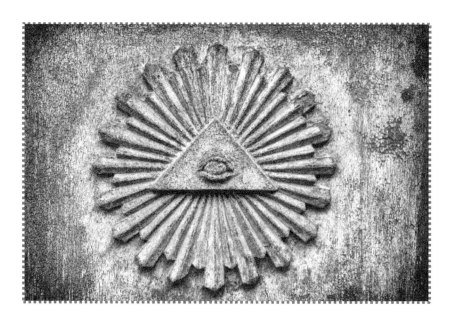

Es gibt selten einen Anführer oder Politiker, einen Milliardär, einen hocherfolgreichen Menschen, der nicht in solch einer Loge ist. Ich finde es nicht schlecht, dass es Logen gibt. Es ist nicht schlimm, wenn Menschen sich über ihre innere Kraft bewusster werden und diese noch stärken wollen, um erfolgreicher zu sein. Ich bin nur irritiert, dass sie propagieren, es gäbe nur eine Welt, eine Realität, die physische Welt, aber selbst Wissen aus der nicht sichtbaren Welt, deren Existenz sie vehement abstreiten, benutzen.

> **Am Ende zählt nur eins: dass man sein Ziel gesund erreicht, egal welchen Weg man gewählt hat. Und das tue ich mit meinen Büchern und meinem Coaching, und tausende von Menschen sind damit stets zufrieden und glücklich.**

Auf meiner Coachingseite www.mycoacher.jimdo.com kannst du die Meinungen von hunderten von Menschen über mich lesen. Obwohl ich keine Werbung mache und keine Likes kaufe, habe ich im Durchschnitt über 2000 Likes für meine Beiträge auf Facebook.

Ich möchte mit meinen Büchern neue Visionen und die Vielfalt der Möglichkeiten zeigen und aufzeigen

Meine Bücher sollen Horizonte erweitern und zeigen, dass es viele Wahrheiten, viele Realitäten, viele verschiedene Arten von Lösungen, von Wegen und Auswegen gibt, die dazu führen, dass der Mensch sein Leben meistert. Denn jeder Mensch ist ein Unikat und es können nicht alle in einen Topf geworfen werden.

Manchen hilft der eine Weg, manchen der andere. Manche Medikamente helfen bei einem Menschen und das gleiche Medikament für dieselbe Krankheit schlägt bei einem anderen Menschen nicht an: Bei ihm hingegen hilft aber eine alternative Methode. Es gibt **unzählige Möglichkeiten** und es wäre sehr schade für den Menschen und die Welt, wenn nur Einbahnstraßen-Lösungen angeboten würden.

In der afrikanischen Naturlehre steckt so viel Wissen, das sehr hilft, ohne dass man viel dafür tun muss. Viele Menschen in meinem Coaching sehen mich als Guru, wenn ihnen mit kleinen und einfachen Tipps geholfen wird, manchmal bei Leiden und Schmerzen, die sie seit zig Jahren mit sich tragen und nachdem sie alle Therapien der Welt gemacht haben. Ich sage immer, dass ich das nicht bin. Mein Lehrmeister war ein Guru, ein großer. Ich bin es nicht.

Ich mache nichts Verwunderliches, ich nutze nur die Logik der Dinge und finde Lösungen, damit den Menschen geholfen wird.

Du wirst beim Lesen meiner Bücher erstaunt sein, dass ich mich sehr häufig auf wissenschaftliche Studien, Erkenntnisse und Kenntnisse beziehe. Ja, das ist meine Stärke, da ich nicht dogmatisch bin. **Ich mag die Wissenschaft sehr**, da dahinter eine Logik steht. Viele Wissenschaften sind sehr gut und haben die Menschheit verändert und unsere Lebensbedingungen stark erleichtert und verbessert. Ich bringe meine Kinder auch zum Arzt, wenn es nötig ist. Aber es ist auch gut zu erkennen, dass einige Dinge in der Wissenschaft und Schulmedizin nicht zugunsten der Menschen ablaufen. Das gleiche muss man auch über alle anderen alternativen Therapieformen sagen. Es gibt gute und weniger gute. **Die Schulmedizin ist sehr wichtig und hat die Menschheit auch weitgebracht.** Besonders bei Krankheiten, die die Wissenschaft durch die Wirtschaft selbst verursacht hat, wirkt die Schulmedizin gut. Deswegen sind meine Bücher auch sehr davon inspiriert. Ich glaube nur, und dies gilt für alle Systeme, dass sich die Schulmedizin weiter wissenschaftlich öffnen und den Menschen tiefer **in seiner Ganzheit** betrachten sollte.

Nichts ist perfekt. Ich studiere und analysiere intensiv das Gute hier und da, aus allen Richtungen, und bringe es mit meinen eigenen Kenntnissen, Forschungen und afrikanischen

Erkenntnissen zusammen. Daraus ist erst meine Methode **DantseLogik** entstanden und aus dieser wiederrum die **Dantse Nutritional Logic**.

Auch wenn ich sehr viele wissenschaftliche Studien lese, studiere, analysiere, erwähne und – wenn es nötig ist – mich darauf beziehe und Quellen angebe, sind meine Bücher dennoch nicht wissenschaftlich.

In meinen Büchern tauchen viele meiner Erkenntnisse aus der afrikanischen Naturwissenschaft, die ich jahrelang studiert habe, auf. Die afrikanische Art das Wissen zu verstehen und zu erklären, wird offiziell in der Welt marginalisiert und tabuisiert. **Inoffiziell aber ist Afrika für die Forscher ein Wissensschatz**. Viele Medikamente und Heilmethoden, die heute in der Medizin benutzt werden, haben ihren Ursprung in Afrika. Ob Amerikaner, Kanadier, Europäer, Japaner, Chinesen – sie sind jeden Tag unterwegs in Afrika, um zu lernen, wie afrikanische Naturmediziner arbeiten.

Die Geschichte meines Vaters und des französischen Priesters

Mein Vater erlebte dieses Nutzen des afrikanischen Wissens schon um 1940 mit einem französischen Priester, den er als Dolmetscher von Dorf zu Dorf in seiner Region begleiten musste, da er sehr gut französisch sprach. Anstatt die Gotteslehre zu verbreiten, war der sogenannte Priester mehr damit beschäftigt, **alle Heilpraktiker der Region aufzusuchen und ihr Wissen zu dokumentieren**. Wenn er über eine

Krankheit genug Heilungsinformation bekommen hatte, kam er einige Wochen später wieder zu den Heilern und empfahl ihnen dann im Name Gottes ihre Praktiken zu beenden. Er meinte, diese Heilpraktiken seien satanisch (die Religion benutzt sehr gerne diesen Ausdruck). **Wer an Gott glaube, solle die Schulmedizin nehmen und nicht mehr diese Medikamente aus Pflanzen**, und so ersetzte der Priester allmählich die Naturmedizin durch französische Medikamente, die viel teurer waren.

So wurden Menschen, die Jahrtausende altes Heilwissen besaßen und das Volk erfolgreich damit behandelten, von heute auf morgen zu **Hexen** deklariert. Heilung mit diesem Wissen wurde als Hexerei verboten. Gläubige sollten nicht mehr zu den Heilern gehen. Eines Tages sagte mein Vater, der immer stutziger wurde: „Mein Vater", so lassen sich katholische Priester in Afrika nennen, „warum verbieten Sie nicht einfach all diese Naturmedikamente, ohne vorher immer die Naturmediziner zu fragen, ob sie Ihnen ihr Geheimnis verraten? Es wäre doch viel einfacher, wenn Sie den Gläubigen im Namen Gottes erklären, dass die Naturmedizin nicht göttlich und deswegen für jeden Gläubigen verboten ist. So brauchen wir nicht mehr den ganzen Tag von Heilpraktiker zu Heilpraktiker zu gehen."

Der Priester antwortete ihm: „**Gott will zuerst alles wissen und es dann vernichten.** Du musst zuerst all deine Sünden offenlegen und dann wird Gott dir verzeihen. Diese Hexen müssen zuerst alles erzählen, was sie können. Das, was man verbrennen kann, wird verbrannt. Was man nicht verbrennen kann, wird verboten. Danach lebt Gott in ihnen."

Eines Tages kamen mein Vater und der Priester zu einem Naturmediziner, der Syphilis und alle durch Sex übertragbaren Krankheiten heilen konnte. Seine Potenzmittel für den Mann und besonders für die Frau waren im ganzen Dorf bekannt und legendär. Der Mann war sehr schwer zu erreichen und der Priester bot meinem Vater Geld an, falls er es schaffte, ihn zu treffen. Das war meinem Vater suspekt. Dennoch nahm er das Geld und sie trafen den bedeutenden Mann, der schon zum katholischen Christentum konvertiert war, aber immer noch Menschen heilte und auch noch nicht getauft war. Der Franzose war sehr interessiert am Potenzmittel für Frauen, einem **Mittel das Frauen Orgasmen garantierte**. Sehr interessant war für ihn auch die Salbe, die Männer an ihren Penis rieben. Sie sollte bewirken, dass die Frau vaginal heftig kam, kurz nachdem der Mann in sie eingedrungen war. Auch sehr interessant fand er das „Bauch-Reinigungswasser" (ich komme später noch darauf zurück, wegen der Darmflora), wenn eine Frau Schwierigkeiten hatte, schwanger zu werden. **Der Heiler gab voller Freude sein ganzes Wissen darüber an „Gott", wie der Priester es sagte, preis.**

Der Priester notierte alles und stellte dabei viele Fragen. Er wollte auch Fotos machen, aber es war schon dunkel. Er versprach wiederzukommen. Zufrieden taufte er den Medizinmann und sagte ihm, dass er ab nun vom Teufel befreit sei. Er dürfe als Christ nie mehr wieder Menschen mit seinem Wissen behandeln. Mein Vater frage: „Vater, was werden dann die Menschen machen, die leiden und seine Hilfe brauchen?" Der Priester antwortete ihm: „Sie werden gleichwertige Medikamente in einer Apotheke finden. Sie werden bald verfügbar sein." Wie mein Vater Jahre später, als er im Geheimdienst

36

arbeitete, erfuhr, war der Priester nämlich **in Wahrheit ein französischer Arzt und Apotheker**.

Einige Wochen später rief der vermeintliche Priester nach meinem Vater und schimpfte, wie er es noch nie getan hatte. Mein Vater sagt heute, dass er auf der Stelle richtig rot geworden sei. Mein Vater wusste nicht, worum es ging. Als der Priester sich beruhigt hatte, fragte er ihn was los sei. Der Priester sagte: **„Ihr schmutzigen Neger, wollt ihr euch lustig über mich machen?** Dein Super-Medizinmann hat mich angelogen. Seine Informationen sind alle falsch und gefährlich. Ja, das, was er gesagt hat, kann Menschen umbringen. Das macht mich kaputt, es schädigt meinem Ruf. Ich muss immer präzise Informationen haben", sagte er fast im Wahn und gab unbewusst seine Hintergedanken preis.

Mein Vater tat naiv: „Wie meinen Sie das, Vater? Es ist doch gut, wenn sie erkennen, dass Sie richtig gehandelt haben, als Sie diesen Scharlatanen das Handwerkszeug entzogen haben. Deswegen sind sie Hexen. Das ist doch der Grund, warum Sie den Christen solche Hexereien verbieten. Sie sollten sich doch freuen, dass sie Recht gehabt haben, als Sie diese Leute Hexen nannten. Sie sollten sich freuen. Ich verstehe nicht, warum Sie sauer sind, dass Sie Recht hatten."

Der Priester: „Ich werde zum Kommandanten gehen. Der muss **den Heiler holen und man soll ihn bestrafen**, wenn er nicht alles richtig erzählt."

Mein Vater: „Vater, woher wissen Sie, dass er nicht die Wahrheit erzählt hat? Er wurde doch sowieso getauft und wird nie wieder Heilmedizin praktizieren. Sie brauchen gar nichts mehr zu tun."

Mein Vater war das Problem ge-wesen. Als er geahnt hatte, dass die gesammelten Informa-tionen über das afrikanische Heilwissen nach Frankreich ge-schickt wurden und als Tablette in Apotheken landeten, hatte er das was der kamerunische Na-turarzt erzählt hatte, absichtlich falsch übersetzt.

Der Priester hatte immer das Gegenteil aufgeschrieben von dem, was der Heiler erzählt hatte.

Da nun alle gesammelten Informationen der letzten Wochen zu Ärger führten, wurde der Priester meinem Vater gegenüber misstrauisch. Aber mein Vater hatte das makabre Spiel des Priesters schon weitergegeben. Niemand redete darüber, aber er bekam nie wieder reale Informationen, auch nicht ohne mei-nen Vater. Nach einem Jahr verließ der Priester Kamerun ohne auch nur auf Wiedersehen zu sagen. Untersuchungen meines Vaters zeigten, dass es die Franzosen systematisch überall in Kamerun so gemacht hatten. Viele der „Priester" waren gar keine Priester. Die meisten von ihnen waren Wissenschaftler. **Heute ist es bekannt, dass viele Medikamente aus Erkenntnissen aus Afrika entstanden sind.** Aber offi-ziell wird das nie zugegeben.

Ich möchte mit dieser kleinen Geschichte zeigen, wie stark Afrika die Medizin beeinflusst hat und dies bis heute tut. Viele Wissenschaftler der Pharmaindustrie sind ständig unterwegs in Afrika und suchen Kontakt zu Leuten, die in den westlichen Ländern Medizinmänner, Marabut oder Voodoo-Priester genannt werden, und die das eigentliche Wissen besitzen. **Die Afrikaner lassen sich aber nicht mehr so einfach täuschen und geben ihr Wissen nicht mehr preis**.

Das afrikanische Wissen wird, genau wie andere Rohstoffe, **aus Afrika gestohlen** und in anderen Ländern vermarktet. Gewinnbringend für die Welt und für unsere Gesundheit wäre es, das Wissen dieser Menschen in Form von Patenten zu nutzen. Das bedeutet, sie in die verschiedenen Patente einzubeziehen, ihre Namen zu nennen und sie an dem Gewinn teilhaben zu lassen, anstatt ihr Wissen zu klauen und einen anderen Namen als Erfinder darunter zu setzen. Das führt dazu, dass die Afrikaner tolles Wissen verstecken und die Welt, und somit wir alle, es somit verliert.

In meinen Büchern versuche ich das, was ich weiß und was ich gelernt habe, weiterzugeben. Ich sehe immer mehr Menschen, die bei mir im Coaching waren oder meine Bücher gelesen haben, **denen dieses sehr innovative Wissen hilft**. Selbst eine Art Schätzung des Wissens, das seit Jahrtausenden der Welt hilft, ist erfolgreich, ohne dass die Wissenschaft dies zugeben will.

Nein, meine Bücher sind keine wissenschaftlichen Bücher.

Wären meine Bücher rein wissenschaftlich, würde ich den Menschen tolle alternative Lösungen vorenthalten, die irgendwann mal von der Pharmaindustrie, wenn sie diese patentiert hätten, als innovative Produkten verkauft würden.

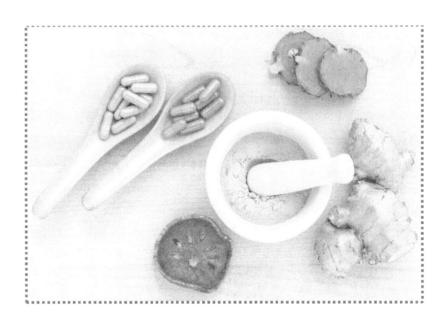

Sorge dich selbst um deine Gesundheit: Heil dich selbst, sonst heilt dich keiner

Das Paradoxe: je mehr Medikamente man nimmt und je öfter man zum Arzt geht, desto öfter wird man krank, und dies auch meist auch noch schlimmer als beim letzten Mal. Ist das nicht verkehrt und ein **selbstgemachtes Leiden**?

Jeder Mensch kann selbst mitbestimmen, bis zu welchem Grad er seine Gesundheit beeinflusst. Das bedeutet, dass du dazu beitragen kannst, wie gesund du bist und wie du es wirst, welche Art von Krankheiten du selbst vermeiden kannst und vor allem auch, wie schnell du wieder gesund wirst, wenn du doch krank geworden bist.

In diesem Buch erhältst du Hinweise, wie du deine Gesundheit ganzheitlich mit natürlichen Lebensmitteln stärkst, schützt, erhältst oder wiedererlangst.

Dieses Buch ersetzt keine ärztlichen Konsultationen, aber es hilft dir, deine Gesundheit zu stärken, Krankheiten vorzubeugen und medizinische Therapien zu unterstützen. Es gibt dir wieder ein schönes Gefühl, stärkt dein Selbstvertrauen und fördert einen besseren Kontakt zu dir. **Denn die Natur bist du und du bist die Natur**. Sich mit natürlichen Lebensmitteln und anderen natürlichen Mitteln auseinanderzusetzen, heißt, sich besser zu verstehen.

Wer sich gut kennt und sich gut versteht, lebt gesünder, glücklicher und friedlicher, so sagt es ein afrikanisches Sprichwort.

Ich erweitere dein Wissen und bereichere dich mit sehr vielen neuen Informationen und **exklusiven Erkenntnissen** über neue Stoffe und Lebensmittel sowie über neue Funktionen des Darms. Dies ist nur möglich, weil ich vieles aus Afrika mitbringe: neue Lebensmittel mit erstaunlichen Heilkräften, die zwar Forschern und Wissenschaftlern, aber noch nicht dem normalen Menschen bekannt sind.

Dieses Buch ist **einfach geschrieben** und für jeden leicht zu verstehen. Hier findest du viele nützliche und ausführliche Informationen an einem Ort versammelt.

Das Buch ist absichtlich **frei von komplizierten Fachwörtern** und Fachdefinitionen, die sowieso niemand richtig versteht, damit du direkt, ohne viel zu überlegen, handeln kannst und verstehst, was dir guttut.

Ein Gesundheitsbuch für jede Frau und jeden Mann, damit du selbst weitersuchst und verstehst, wie sehr das, was du isst, deine Gesundheit bestimmt.

Diese Mischung aus eigener Erfahrung, Wissenschaft und Kenntnissen aus Afrika macht dieses Buch zu einem Wissensschatz für ein gesundes Leben.

Dantse Nutritional Logic 15/85

Der Ernährungsstil **DNL15/85** (Dantse Nutritional Logic), saniert deinen Darm und stärkt deine Selbstheilungskräfte.

Dantse Nutritional Logic bedeutet, dass man alles essen kann, solange man es in gesundem Rahmen macht. Schlechtere Lebensmittel kann man ab und zu essen. **Sich alles zu verbieten, finde ich nicht gut**. Aber im Verhältnis zu gesunden Lebensmitteln, sollten diese Nahrungsmittel höchstens 15% betragen, wenn du den Weg zum Arzt und zu Medikamenten vermeiden willst. Ich persönlich trinke vielleicht nur einmal im Jahr Cola und Co. McDonald's esse ich grundsätzlich nicht. Ab und zu Döner ist okay. Pizza esse ich nur ein paar Mal im Jahr. Fleisch, Fisch oder Huhn esse ich sehr gerne, aber Fleischwurst und Co. sehr selten. Milchprodukte sind bei mir extrem selten, aber ich mache kein Theater, wenn ich eingeladen bin und die Sauce mit Sahne gemacht ist. Allgemein besteht meine Ernährung zu 90% aus Lebensmitteln, die nicht in der unten genannten Liste stehen. 10% von dem was ich esse, darf auf der Liste stehen. Das Ergebnis, das ich bei mir sehe, ist fantastisch.

Seit meiner Kindheit habe ich gelernt, wie wichtig der Darm für die Gesundheit ist. Wir wurden regelmäßig entschlackt, schon als Babys. Es wurde uns gesagt, dass diese **Entschlackung** dazu dient, die Darmflora gesund zu halten, indem man Restfäkalien aus den Darmwänden löst und schlechte Bakterien, Viren und Würmer abführt oder tötet, damit die Gesundheit garantiert wird. Meine Eltern erklärten mir damals schon als Kind, warum der Darm so wichtig für den gesamten Körper ist.

In meiner **naturmedizinischen Lehre** lernte ich dann tiefgreifend alles über die Rolle und die Funktion des Darms. Mit 12 lernte ich, wie der Darm mit allen Organen des Körpers verbunden ist und viel mehr als das Gehirn der Taktgeber vieler Prozesse im Körper ist.

DNL 15/85 bedeutet, dass eine Ernährung bis zu **15 % aus „schlechten Lebensmitteln"**, wie sie unten aufgelistet sind, bestehen darf, und der Rest, mindestens **85 %, muss aus gesunden Lebensmitte**n bestehen und vielseitig sein. Reich an Kräutern, abwechslungsreich und möglichst aus frischen Zutaten.

Zu den schlechten Lebensmitteln gehören alle säuerlichen Lebensmittel

Säuerliche und säurebildende Lebensmittel schmecken nicht immer auch sauer. Lediglich deren Wirkung auf den Organismus ist sauer. **Sie machen deinen Darm sauer**. Im Gegenzug können sauer schmeckende Lebensmittel, wie manches Obst, zu den basischen Lebensmitteln gehören.

Welches diese Lebensmittel sind, findest du ausführlich in Band 1 oder dem Sammelband.

Zu den guten Lebensmitteln gehören unter anderem alle basischen Lebensmittel (Gemüse, Obst, Kräuter, Gewürze, Power Kohlenhydrate, gutes Öl)

Diese Lebensmittel findest du in Kapitel 7.2 „Eine basische und bittere Ernährung" (Ein Auszug aus meinem Buch „Gesund und geheilt mit der Lebensmittelapotheke" ISBN 978-3-9465511-16-4)

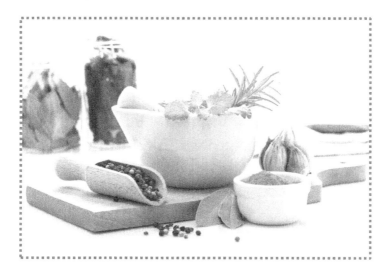

DNL 15/85 ist eine kräuterreiche, vitalstoffreiche und basenüberschüssige Ernährung mit eingebauten intermittierenden Fastentagen, Low-Tagen, Suppentagen, Salattagen, Safttagen usw. DNL 15/85 erlaubt dir auch zu „sündigen", das bedeutet Tage zu haben, an denen schlechte Lebensmittel wie ein Eis oder Fastfood mitintegriert sind. Siehe Kapitel 12. „Fasten macht den Darm gesund" und mein Buch „Abnehmen leicht gemacht: 2 Low-Days" (ISBN 978-3-946551-35-5).

45

Bei DNL 15/85 gehören **Zwiebeln, Knoblauch, Ingwer, Habanero oder andere scharfe Chilischoten** zu den Pflichtzutaten. Du kannst aber auch andere, weniger scharfe Schoten nehmen. Scharfes Essen ist sehr wichtig für die Gesundheit und sollte mindesten 3 Mal die Woche zu sich genommen werden. Zwischendurch kannst du auch andere scharfe Gewürze nehmen. Diese vier Zutaten allein, die sehr reich an Vitalstoffen sind, schützen, wenn sie regelmäßig gegessen werden, schon vor vielen Krankheiten und stärken das Immunsystem sehr. Lies mehr darüber in Kapitel 7.2.1 „Die vier magischen Darmreiniger".

Mit DNL 15/85 brauchst du nicht mehr extra eine Darmtherapie mit regelmäßiger Darmspülung und probiotischer Ernährung zu machen. Mit DNL ist deine tägliche Ernährung schon eine Darmreinigung und eine Darmsanierung, wie es bei mir seit über 25 Jahren der Fall ist. 25 Jahre ohne Medikamente, ohne Arzt, ohne Krankheiten. 25 Jahre körperlich und psychisch fit, gesund und potent.

Eine kleine, persönliche Geschichte über den Zusammenhang zwischen Ernährung, Lebensmitteln und der Gesundheit

Meine Mutter geht seit über 50 Jahren nicht zum Arzt, weil sie kaum krank ist; mein Bruder und meine Schwester, die beide in Deutschland studiert haben und heute wieder in Kamerun leben, haben seit Jahrzehnten nicht an die Tür eines Mediziners geklopft und auch ihre Kinder waren noch nie beim Arzt – sie sind nicht gegen Medizin oder Ärzte, sondern erfreuen sich einer so robusten Gesundheit, dass sie kaum krank sind. **Durch ihre Ernährung bekämpfen und verhindern sie Krankheiten ganz automatisch.**

Schon in meiner Kindheit vor über 40 Jahren in Afrika habe ich gelernt, dass eine gute Ernährung und die richtige Auswahl an Lebensmitteln die halbe Gesundheit sind. Meine Eltern sagten uns immer: „Gut gegessen und Gott lässt dich gesund." In diesem Satz steckt viel Wahrheit.

Ich wuchs zwar in einer sogenannten „modernen" Familie auf, aber unsere Ernährung blieb afrikanisch. Es fiel uns damals schon auf, dass befreundete Familien, auf ähnlichem sozialen Niveau, häufig über Gesundheitsbeschwerden klagten. Wir staunten, wie häufig Eltern und

47

Kinder krank wurden und zum Arzt mussten. Ein Nachbar fragte uns, warum wir so selten krank seien, seine Kinder müssten ständig Medikamente nehmen, drei der fünf Kinder hätten schon früh eine Brille gebraucht, die zwei ältesten hätten andauernd Bronchitis und alle waren übergewichtig. Mein Vater vermutete, dass die Beschwerden mit dem westlichen Ernährungsstil zusammenhingen, den die Familie übernommen hatte. **Es wurde allgemein als Zeichen des sozialen Erfolges gesehen, wenn man versuchte, wie Europäer zu leben und sich von der gesunden afrikanischen Ernährung distanzierte.** Ich erinnere mich, dass sich viele Menschen über uns lustig machten und meine Eltern kritisierten, weil es unserem sozialen Stand nicht angemessen sei, immer so afrikanisch zu essen – man solle doch zeigen, dass man „angekommen" sei!

Also gab es in der besagten Familie nicht mehr das warme afrikanische Frühstück, sondern Weißbrot mit Käse, super gezuckerte Dosenmilch von Nestlé, Kakaopulver, in dem fast kein echter Kakao ist, Dosenfisch usw. Mittags und abends gab es nur noch Reis, mit Weißmehl panierte Gerichte, Fertiggerichte aus der Dose, Pommes mit Mayonnaise und Ketchup, diverse Joghurts und Puddings als Nachtisch, Wasser als Getränk war verschwunden und wurde ersetzt durch Cola und Fanta – alles erworben in den Supermärkten der „Weißen".

Ja, so sah die Ernährung der erfolgreichen Menschen in Kamerun aus. Man meinte, damit sei man „zivilisiert", so wie die Europäer. Mein Vater riet dem Nachbarn, für mindestens 3 Monate auf all diese Lebensmittel zu verzichten und auf **die ursprüngliche, afrikanische Ernährung zurückzukommen, mit viel frischem Gemüse und Obst, mit**

Gewürzen, Ingwer, kaum Weißmehl und noch weniger Zucker und dem totalen Verzicht auf Dosenmilch. Dann sollte er schauen, wie sich die Dinge entwickeln. Und tatsächlich waren nach einigen Wochen viele der Beschwerden der Familie von alleine verschwunden und die Kinder brauchten kaum noch Medikamente. Die Ernährungsumstellung – weg von der industriell gefertigten Nahrung – hatte die Familie wieder gesund gemacht.

Während meiner Recherchen für mein Anti-Aging Buch las ich viel über Menschen, die lange und gesund lebten oder noch leben. Ich redete mit Menschen, die ohne medizinische Hilfe im Alter noch fit waren. Und mir fiel ein gemeinsamer Nenner auf: alle ernährten sich sehr gesund, vor allem **mit sehr wenig sogenannter „Industrienahrung".** Sie tranken kaum Cola oder Limo, sie aßen wenig Weißmehl und Milchprodukte aus konventioneller Tierhaltung, Fast Food war bei ihnen so gut wie verboten und Kaffee tranken sie kaum. Sie ernährten sich so, wie ich es aus meiner Kindheit kannte, und was man „unzivilisiert und primitiv" nannte.

Die normalen Essgewohnheiten meiner Heimat Kamerun sind genaugenommen bereits ein Diätprogramm und eine medizinische Kur in einem

Das Essen ist vielseitig, vitamin- und mineralstoffreich, basisch, enthält viel frisches, pestizidfreies Gemüse und Obst, es wird gut und scharf gewürzt, mit Chili, Ingwer und Kräutern, es gibt viel Fisch und gesundes Rindfleisch (die Rinder in

49

Kamerun fressen nur Gras) und das Essen wird mit viel gesundem Pflanzenöl zubereitet – bevorzugt Palm-, Erdnuss- oder Kokosöl.

Bei einer solchen Ernährung werden die Lebensmittel zu Naturheilmitteln für Körper und Seele und man ist ganzheitlich gesund. Viele Krankheiten, unter denen Menschen in den westlichen Ländern leiden, sind in weiten Teilen Afrikas unbekannt, da schon sehr früh darauf geachtet wird, dass man gesundes Essen zu sich nimmt, um Krankheiten vorzubeugen.

1.

Afrika vs. Europa

Am Anfang war der Darm, er war dem Hirn überlegen, er war das ursprüngliche Gehirn

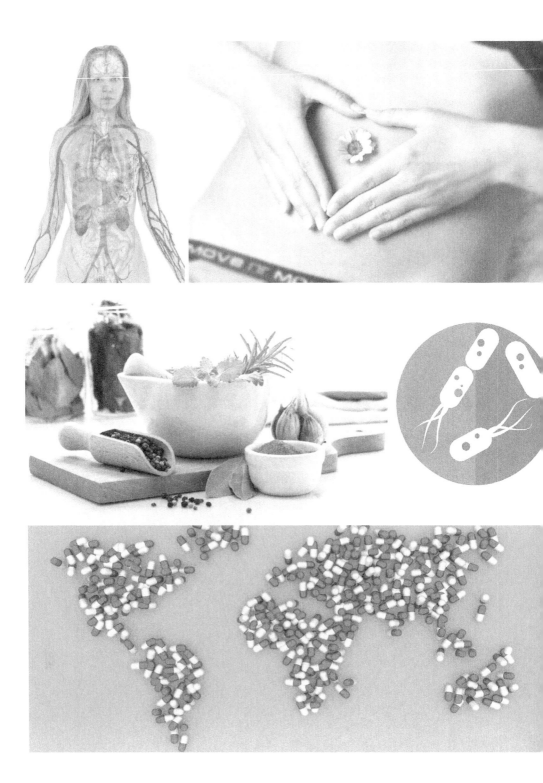

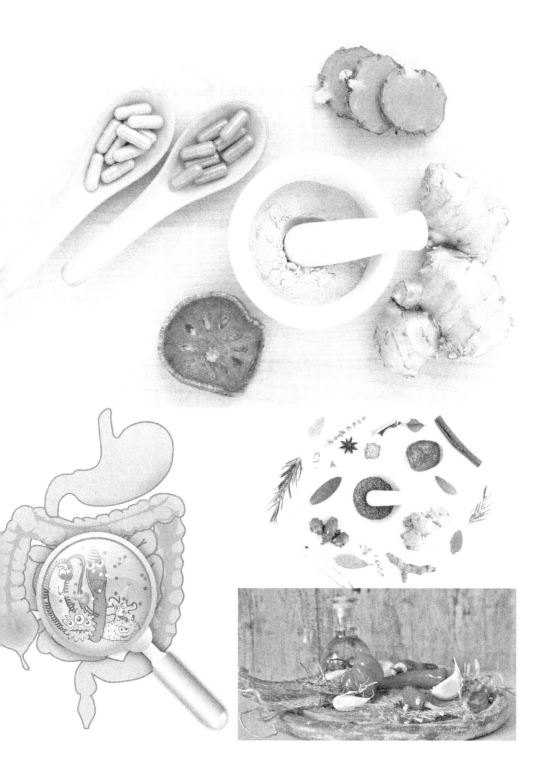

DantseLogik erklärt die Logik des Einflusses des Darms auf uns

Der Mensch ist eine Zusammensetzung aus Bakterien. Der Mensch ist ein Beförderungsmittel für Bakterien.

Nach afrikanischer Weisheit sind die Realität und das Wissen nicht über den Kopf, sondern nur durch den Bauch zu erfassen und zu verstehen. Der Intellekt fängt im Bauch an und der Kopf hat nur dann einen Sinn, wenn er mit dem Bauch kommuniziert und aus ihm sein Wissen holt.

Ein paar afrikanische Weisheiten und Erkenntnisse:

„Die wahre Intelligenz ist metaphysisch. Das Metaphysische ist im Bauch und nicht im Kopf zu finden."

„Die Logik ist die Übersetzung des Wissens in eine einfache Sprache, damit die normalen Menschen es verstehen können."

„Menschen, die nur mit dem Kopf denken, zerstören ihre Gesundheit und überfordern sich. Sie sind die, die eher ausbrennen."

Sehr früh wussten die Afrikaner, wie wichtig der Darm und der Bauch sind. **Die Europäer setzten viel mehr auf den Kopf und vernachlässigten den Bauchbereich.**

Deswegen gaben sie nicht so viel Acht darauf, was im Bauch vor sich ging, sondern achteten nur darauf, was im Kopf passierte. In diesem Sinne fanden sie es nicht schlimm, wenn sie Lebensmittel herstellten, die schlecht und toxisch waren. Sie sahen früher den Darm nur als ein einfaches Organ an, eine Maschine, die nur verdaut und Müll trennt und mehr nicht. Erst allmählich bewegt sich die Wissenschaft vorwärts und entdeckt, dass der Darm eine wichtige Rolle in allen Bereichen des Lebens spielt. Aber selbst das, was die westliche Wissenschaft heute weiß, ist nicht genug.

Durch meine Lehre in Afrika und das genaue Studieren und die Analyse der Anatomie habe ich eine andere, tiefere Auffassung.

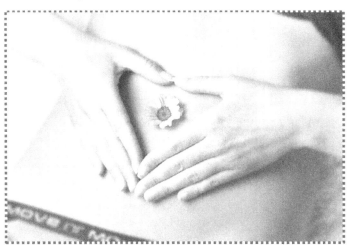

1.1 Am Anfang war der Darm und nicht das Hirn

In Afrika ist der Bauch wichtiger als der Kopf. Der Bauch hat außerdem mit Spiritualität zu tun, mit dem Zugang zu den unbewussten, irrationalen Bereichen. Und dort ist die wahre Intelligenz.

Es fängt damit an, dass man in Afrika sagt: **„ein Kind mit seiner Mama ein und denselben Bauch"**. Deswegen ist es so, dass das Kind der Schwester eines Mannes mehr den „Bauch der Familie" in sich trägt, als sein eigenes Kind. Es wird immer gesagt, dass der Bauch des Kindes so ist wie der Bauch der Mutter. Ist ihr Bauch gesund, hat das Kind auch einen gesunden Bauch, ist ihr Bauch ungesund, auch hat das Kind einen ungesunden Bauch.

Wir verstanden das immer nur spirituell. Ich verstand das nicht richtig organisch, bis ich anfing in die Naturmedizin eingeweiht zu werden. Ich war 10. Dieser „Bauch der Mutter" ist das, was die Schulmedizin „Vaginalflora" nennt. Die Mutter übergibt bei der Geburt ihre Darmflora an das Kind, sagt die Schulmedizin. Aber die afrikanische Naturmedizin geht viel weiter und sagt, dass die Mutter und der Vater schon vor der Geburt, also **schon bei der Befruchtung, ihre Darmflora an das Kind übergeben**. Da der Einfluss des Vaters gering ist, und das Kind im Laufe der Schwangerschaft ausschließlich von der

Mutter ernährt wird, spricht man dann nur noch vom Bauch der Mutter.

Die Schulmedizin meint, dass das Kind mit einer neutralen Darmflora geboren wird. Die Naturlehre sagt, dass die Darmflora des Kindes schon viel früher ihre „Geburt" hat. Und solange es im Bauch der Mutter ist, isst das Kind ebenfalls mit. Deswegen ist die Sicht der Afrikaner selbstverständlich und es ist logisch, dass das Kind bereits im Bauch der Mutter eine Darmflora entwickelt. **Bei der Geburt ist der „Bauch" des Kindes viel weiterentwickelt als das Hirn.** Alles, was in dieser Region passiert, bestimmt das Kind viel mehr als das Gehirn. Schon direkt nach der Geburt sind die Bakterien im Darm aktiv und diktieren das Verhalten des Kindes. Viel kann das Kind noch nicht verstehen oder tun, aber essen, koten und pupsen schon. Was das Kind schon seit der Befruchtung braucht, ist die Ernährung (Blut, Energie usw. von Mama) und nicht das Gehirn. **Es ist auch nicht über das Gehirn mit der Mutter verbunden, sondern mit der Nabelschnur, die im Bauch liegt.**

Während der Schwangerschaft verlagern sich Darmanteile und Bauchorgane in die Nabelschnur. Es verlaufen zwei Arterien und eine Vene durch die Nabelschnur: Die Vene transportiert Blut von der Mutter und versorgt das Kind so mit notwendigen Nährstoffen. Deswegen sind die ersten Gedanken, Gefühle, Emotionen, Wünsche, Gelüste und Empfindungen *darmfloral* (intestinal). **Am Anfang war der Darm, und der Darm war das Leben.** Und erst diese so entstandene Flora bildet in jahrelangen Prozessen dann das Gehirn und die anderen Organe des Kindes.

Der Darm mit seinen Bakterien ist ein eigenständiges Nervensystem mit Milliarden Neuronen und vielen Neurotransmittern. Er ist das ursprüngliche Gehirn.

Die Darmflora-Lebewesen entscheiden schon sehr früh über die Intelligenz und die Persönlichkeit eines Kindes mit. Es dauert mehrere Jahre, bis das Gehirn anfängt unabhängig zu sein – und sich auch gegen den Bauch zu wehren – aber es bleibt ein Leben lang in Verbindung mit dem Bauch, von dem es notwendige Nährstoffe braucht, um bestehen zu können. Ohne den Bauch, ohne die Darmflora kein Gehirn. Das Gehirn kann ohne den Darm nicht überleben. Und wer Versorger ist, hat auch die wahre Macht.

Eine Weisheit aus meiner Kultur besagt:

„Böse Menschen werden von Lebewesen in ihrem Bauch malträtiert. Deswegen sind sie auch so böse zu ihren Mitmenschen."

Mein Lehrmeister sagte mir: **„Kluge Menschen haben gute Tiere in ihrem Bauch. Wie dein Bauch, so auch du."**

Und weiter: **„Sag mir was du isst, ich sage dir wer du bist und wie du denkst."**

Wie du denkst (wie dein Gehirn funktioniert), wird sehr stark von deiner Ernährung mitbestimmt und das fängt schon, wie man sieht, vor der Befruchtung an und nimmt in der Schwangerschaft und Kindheit Form an.

Das ist der Grund, warum die Ernährung der Mutter und des Kindes in Schwangerschaft und Kindheit für die Persönlichkeit und die Gesundheit eines Menschen am wichtigsten ist.

Auch im Erwachsenenalter ist es sehr wichtig, eine gesunde Ernährung zu haben, wenn wir gut denken möchten. Alles, was unser Gehirn braucht, um gut zu funktionieren, kommt aus dem Darm. Die natürliche Logik, die DantseLogik, sagt: „Das was reingeht, bestimmt was rauskommt. Ist das, was reingeht ungesund, ist auch das, was rauskommt ungesund. Unser Gehirn ist nur so gesund wie der Darm. Unbewusst ist dieser Apparat, der Darm, der geheime und stille Meister dessen, was wir heute sind. Einen kleinen Eindruck der Macht des Bauchs bekommen wir, wenn wir Hunger haben. Besser gesagt, wenn diese Bakterien Hunger haben. Unser Verhalten verändert sich oft, ohne, dass wir es beeinflussen können. Wir bekommen schlechte Laune, sind ungeduldig und aggressiv, bis wir endlich etwas zu essen bekommen und die Bakterien zufrieden sind. Unsere Gedanken drehen sich tagsüber bewusst oder unbewusst mehr um das Essen als um alle anderen Dinge.

Der Darm bestimmt auch unsere Sexualität. Über Lust sowie über Potenz bei Frau und Mann wird im Darm entschieden. Das bedeutet, mit dem, was du isst. Denn die Stoffe, die zur Stärkung der Potenz und der Lust gebraucht werden, liefert der Darm.

> **Aus der Naturlehre in Afrika, der Analyse wissenschaftlicher Studien über den Darm und Kenntnissen der Anatomie kann ich sogar sagen, dass die Bakterien unsere Gene mitprägen. Der größte Teil der menschlichen Zellen besteht aus Darmzellen. Sie entscheiden über unsere Gene und bestimmen somit insgesamt, wer wir sind.**

Der Darm ist sogar an den motorischen Funktionen des Körpers maßgeblich beteiligt. Besonders die rhythmischen Bewegungen werden von Motoneuronen beeinflusst. **Bauch- und Hüftbewegungen, wie bei Afrikanern beim Tanzen oder Sex üblich, lassen bestimmte Glücksbakterien in Arbeit kommen** und mehr Glückshormone werden hergestellt. Man fühlt sich wohler, glücklicher, gelassener, lockerer. Dies wirkt sich auch intensiv auf die Sexualität – auf Potenz, Lust,

Orgasmus – aus. Durch Bauchbewegungen kräftigt man auch die Darmwandmuskeln. Der Darm wird gesünder, sensibler, fester und stärker und kann einfacher Fäkalien ausscheiden und somit zur Reinigung beitragen.

Zwischen dem Darm und dem Gehirn besteht eine deutliche Verbindung

Vor langer Zeit, als die westliche Wissenschaft noch dachte, dass das Gehirn den Darm kontrolliere, lernte ich als Kind in Kamerun schon, dass das Gegenteil der Fall ist. **Der Darm ist es, der das Gehirn kontrolliert**. Ich lernte, dass es klare Bahnen gibt, die vom Darm aus zum Gehirn laufen und dann weiterführen zu anderen Muskeln und Organen wie Augen, Nase, Mund, Haut, Penis, Vagina, Klitoris, Po, usw. Das Gehirn weiß ständig darüber Bescheid, was im Darm vor sich geht und andersherum ist es genauso. Die Interkommunikation zwischen der Darmflora und der „Außenwelt" (dem Gehirn und den anderen Organen und Zellen) läuft über die Nerven, die den Darm umranden (mehr darüber in Kapitel 2.4 „Die Macht des Darms als Nerven- und Denkzentrum").

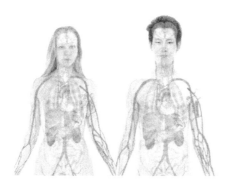

Ich erinnere mich immer noch an Sprüche aus meiner Kindheit wie: **„Du bist böse wie die Tiere in deinem Bauch"**. Wenn es einem schlecht ging, man schlecht gelaunt und aggressiv war, wurde man gefragt: **„Hast du Probleme mit deinem Bauch? Machen dich diese Würmer im Bauch jetzt gaga?"** Damit deutete man eine Verbindung zwischen dem Darm und dem Kopf an, wenn es um Stimmungen und die psychische Verfassung geht.

Im Laufe meiner Lehre wurden diese Erkenntnisse immer wahrer!

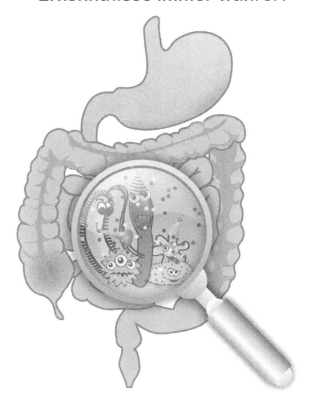

„Am Anfang war der Darm, der Darm war eins mit der Gesundheit, der Darm war die Gesundheit."

Dieses Zitat meines Lehrmeisters hat mich mein Leben lang begleitet. Damit habe ich es geschafft, seit über 25 Jahren keine Medikamente zu nehmen und dabei top-fit, potent und jung im Kopf sowie im Körper zu sein.

Die afrikanische Naturmedizin hat den Darm schon vor Jahrtausenden als Medizin- und Pharmazentrum erkannt. Viele Krankheiten wurden und werden durch die Gesundung der Darmflora beseitigt. Egal wie gesund du denkst, egal wie positiv du bist – ist dein Darm ungesund, wirst du ungesund sein und am Leben früher oder später scheitern. „Denk und sei gesund" geht nur, wenn dein Darm es erlaubt, wenn er grünes Licht gibt.

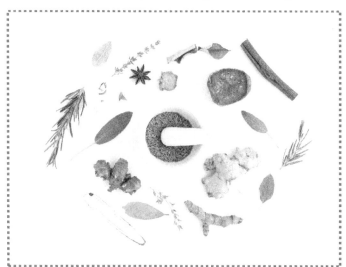

1.2 Darmbakterien züchten: Eine afrikanische Therapie, um Krankheiten zu heilen

Mein Lehrer in Kamerun züchtete im Bauch gezielt Bakterien, um bestimmte Krankheiten zu heilen. Die Logik dahinter ist, dass im Darm **tausende von Bakterienarten** angesiedelt sind, die jeweils eine ganz bestimmte Funktion erfüllen. Auch für Krankheiten und die Gesundheit sind ganz spezielle Bakterien zuständig. Das bedeutet, für jede Krankheit und die verursachenden Bakterien gibt es auch jeweils bestimmte Bakterien für ihre Bekämpfung. So gibt es Bakterien für die Potenz, Bakterien gegen Erkältung, Bakterien gegen Krebs, Bakterien gegen Diabetes, Bakterien gegen Depression, Bakterien gegen Alkohol (es gibt Menschen, die betrunken sind ohne Alkohol getrunken zu haben. Im Darm wird Alkohol hergestellt), Bakterien für die gute Laune und die Freude usw. Genau so funktionieren auch alle Organe, Zelle und das Gehirn. Jede Funktion im Kopf sowie die jeweiligen Nerven werden gezielt nur von Botenstoffen und Bakterien angesprochen, die für eine bestimmte Arbeit zuständig sind. Das bedeutet, Bakterien X sprechen gezielt nur Zone Y im Gehirn an und umgekehrt.

Mein Lehrmeister veränderte so je nach Krankheit (oder je nach gewünschtem Ziel) die Zusammensetzung der Bakterien in der

Darmflora und somit das Gleichgewicht der dort lebenden Wesen.

Durch bestimmte Lebensmittel und Pflanzen ließ er die gewünschten Bakterien heranwachsen und veränderte die Zahl ausgewählter Bakterien (mehr oder weniger). Diese Veränderung der Darmbesiedlung half sehr dabei, psychische Störungen zu heilen, Unfruchtbarkeit von Mann oder Frau zu beseitigen und Potenz zu stärken.

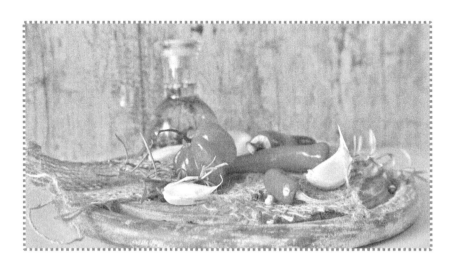

1.3 Der Fehler der Schulmedizin ist es, den Menschen nicht ganzheitlich zu behandeln

Wie du in diesem Buch erkennen wirst, ist es fast unmöglich den Menschen nicht ganzheitlich zu betrachten. Es ist meiner Meinung nach sogar eine Fahrlässigkeit, dies nicht zu tun. Allein der Einfluss des Darms auf den ganzen Körper ist enorm und macht das überdeutlich, dass alles zusammenhängt. Du wirst in diesem Buch erfahren, wie kurzsichtig und wenig hilfreich es ist, wenn ein Psychologe psychische Krankheiten heilen möchte, ohne die Ernährung des Patienten in Betracht zu ziehen und gegebenenfalls zu verändern. Damit vermindert er die Heilungschance des Patienten drastisch!

In diesem Buch wirst du lesen, dass zum Beispiel **Fett und Zucker Gehirnleistung und Denkvermögen beeinträchtigen**. Ich zeige dir, wie die Darmflora und das, was man isst viele psychische Krankheiten, Unfruchtbarkeit, Impotenz und Nervenkrankheiten verursachen kann und diese somit auch dort zu heilen sind und nicht im Kopf.

Du lernst, wie die Darmflora sogar über die Partnerwahl, Emotionen, Liebesgefühle, Aggressivität, Gefühle, Persönlichkeit und Verhalten mitentscheidet und viel mehr. **Die Darmflora**

reagiert auf visuelle Dinge, sogar auf den Namen der Lebensmittel und auf die Vorstellung davon, essen zu wollen. Wie dieser abstrakte Gedanke über den Darm unsere Gesundheit beeinflusst, wie die Darmflora der Mutter mitentscheidet, ob ein Kind im Leben wenig Stress vertragen wird oder nicht und ob das Kind anfällig für bestimmte Krankheiten sein wird, ist einfach faszinierend.

Ängste und Depressionen beeinflussen das Immunsystem und machen es schwach. Angst erhöht das Risiko gastrointestinaler Infektionen. Eine Behandlung dieser Infektion, ohne die Angst zu behandeln, wird nicht lange wirken. Ein Internist sollte in diesem Fall auch Ahnung von Psychologie haben und wie ein Psychologe behandeln können.

Man sieht wie alles, wirklich alles, bis hin zum kleinsten Tropfen einer Flüssigkeit im Körper, zusammenhängt. **Die Änderung an einem Punkt bewirkt eine generelle Änderung im ganzen Körper.** Durch die schulmedizinische Trennung des Körpers in einzelne Teile ist eine Heilung nun nicht mehr unbedingt eine Heilung. Ein Punkt mag geheilt werden, aber ein anderer, gerade aufgrund der Heilmethode, krank werden. Es gibt dann oft nur eine **Verschiebung der Krankheit von einem Ort im Körper zu einem anderen**.

Die Schuldmedizin heilt leider oft nur die Symptome, dafür sind Medikamente geeignet und konzipiert.

In Afrika sagt man, ein Naturmediziner, der ein Naturmedikament herstellt, das Nebenwirkungen für Menschen, Tiere und Umwelt mit sich bringt, ist ein Scharlatan und Teufelsagent. Das war früher strikt verboten. Mit der Kolonisation ist die Zahl derer, die sich nicht mehr daran halten, leider gestiegen. Sie erklären ihre Vorgehensweise damit, dass die Schulmedizin genauso handele. Die Schulmediziner benutzen Medikamente mit bösen Nebenwirkungen und werden nicht Scharlatan genannt.

Eine negative Nebenwirkung der Globalisierung ist die Ausbreitung der westlichen, schulmedizinischen Krankheitsbehandlung.

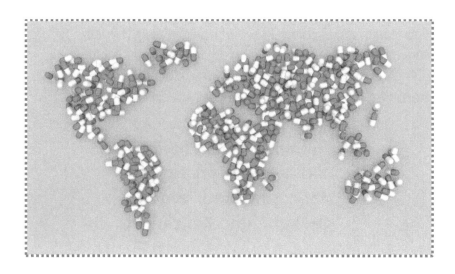

1.4 Schulmedizin und Naturmedizin müssen unbedingt zusammen- arbeiten

Würden sich nun beide Parteien aufeinander zu bewegen und Stolz und Arroganz beiseitelegen, und würden auch die praktizierenden Schulmediziner sich der Natur öffnen, könnten noch enorme gesundheitsheilende Maßnahmen gefunden werden und Menschen und Tieren sowie der Umwelt zu einer besseren Gesundheit verhelfen.

Naturmedizin, so wie ich sie verstehe, bedeutet nicht Medikamentenablehnung. Ich definiere die Naturmedizin nicht als das Gegensatz zur Schulmedizin. Ich sehe die beiden mehr wie **zwei Teilwelten, die einer einzigen Welt angehören**. Wie bei meinem Beispiel der elektromagnetischen Wellen. Das Lichtspektrum und die Mikro- und Radiowellen, Infrarotstrahlung (Wärmestrahlung), UV-, Röntgen- und Gammastrahlen gehören alle den elektromagnetischen Wellen an. Die eine Welle sieht man, die andere nicht. Dennoch sind beide Ebenen, die sichtbare und die nicht sichtbare, existent und hängen direkt miteinander zusammen.

Viele Dinge der Natur- und ganzheitlichen Medizin werden solange als falsch und nicht wissenschaftlich bezeichnet, bis die Schuldmedizin sich irgendwann entwickelt, bzw. mit ihrem Wissen soweit ist. Wenn sie dieses uralte Wissen dann beweisen kann, nennt sie es Innovation und beansprucht es für sich. Dann beweist das Wissen angeblich die Qualität der Wissenschaft. **Niemand gibt zu, dass dieses Wissen gar nicht neu ist, weil es schon seit hunderten von Jahren in der Naturmedizin benutzt wird.** Viele Heiltherapien, die die Schuldmedizin für sich beansprucht, existieren schon seit Ewigkeiten. Sie sind keine Innovation, nur weil man sie nun „Wissenschaft" nennt. Ich sage immer, dass die Naturmedizin, und besonders das, was ich aus Afrika kenne, nur in Verzögerung wissenschaftlich ist. Es ist nur eine Frage der Zeit, bis es den Stempel „wissenschaftlich bewiesen" bekommt. Funktionieren tut es aber schon vorher.

Man kennt auch das Beispiel **Akupunktur**. Die Schulmedizin hat diese erfolgreiche chinesische Heiltherapie lange bekämpft, aber heute werden viele Menschen weltweit mit dieser Methode geheilt.

Durch die Arroganz des Menschen gegenüber dem ein oder anderen Heilungsweg verliert die Menschheit zu viel wichtige und sinnvolle Zeit, um das Leiden der Menschen schnell und dauerhaft zu lindern. Ich bin überzeugt davon, dass viele Krankheiten heute besser und mit weniger Medikamenten und Geld beseitigt werden könnten, wenn Menschen aller heilenden Berufe mit **gegenseitigem Respekt** zusammenarbeiten würden.

> **Der Mangel an Selbstvertrauen und Selbstbewusstsein bringt beide Parteien dazu, sich zu bekämpfen anstatt sich anzunähern und sich auszutauschen.**

Es wäre meiner Meinung nach für die Menschheit sinnvoller, wenn beide kollaborieren würden und die Schuldmedizin sich der Naturmedizin zuwenden und offiziell öffnen würde.

Ich habe **zwei Beispiele aus Kamerun**, die zeigen, wie schade es ist, wenn zwei gute Methoden, die eigentlich das gleiche Ziel haben, sich mit Arroganz betrachten:

Typhus ist eine Krankheit in Kamerun, die sehr verbreitet ist und bis zum Tod führen kann. Diese Krankheit wird auf traditionelle Art in wenigen Tagen vollständig beseitigt. Als ich diese Krankheit bekam, wurde ich für weniger als 7,50 € behandelt und bin seitdem nie mehr daran erkrankt. Meine Schwester erkrankte ebenfalls daran und wäre fast gestorben. Sie wollte die Naturmedizin nicht nehmen, sondern vertraute sich den Schulmedizinern an. Die schulmedizinische Behandlung dauerte viel länger und kostete über 100 €. Und bei ihr brach das Fieber immer wieder aufs Neue aus. Warum kann die Schuldmedizin nicht das Getränk, von dem ich nur 3 Gläser trinken musste, um geheilt zu werden, analysieren, um zu sehen, warum es so schnell und vollständig heilt?

Ein anderes Beispiel betrifft meinen Vater, der eigentlich, wie ich seit über 25 Jahren, kaum krank war. Eines nachts fiel er in ein Betonloch und **brach sich fast alle Rippen**. Manche Knochen waren in viele kleine Teile zertrümmert. Die Schmerzen waren enorm. Wir dachten, er würde sterben. Im Krankenhaus stellten die Ärzte fest, dass lange und zahlreiche Operationen in einer speziellen Klinik notwendig seien und er mindestens ein Jahr brauche, um wieder einigermaßen fit zu sein. Mein Vater hatte Glück, dass ein Arzt dabei war, der auch Naturmediziner war. Er empfahl meinem Vater, die OP abzulehnen und nahm ihn mit zu sich nach Hause. Er behandelte ihn mit pflanzlichen Pasten und einer speziellen Ernährung und mein Vater konnte **nach nur einem Monat wieder rennen, springen** und alles tun. Der französische Chefarzt kam zu uns nach Hause, untersuchte ihn und sprach von einem Wunder, anstatt sich dafür zu interessieren, wie der Naturmediziner dies bewerkstelligt hatte. Selbstverständlich hatte mein Vater ihm nicht gesagt, dass er von einem Schulmediziner geheilt worden war.

Das Wissen darüber, wie man ihm geholfen hatte, würde so vielen Menschen in der Welt helfen und viele Operationen nichtig machen. Und der Preis dafür wären Peanuts.

Ich kenne viele Ärzte in Deutschland, die alternativ heilen. Aber sie sagen, sie können dies leider nicht offiziell machen und nicht öffentlich sagen, dass es **außerhalb der Schulmedizin auch andere hervorragende Heilmethoden gibt**, die man nicht immer „wissenschaftlich" beweisen kann, die aber helfen. Wie eine Hautärztin, die bei einer Patientin eine gefährliche Krankheit heilte, ohne Medikamente gebraucht zu haben, obwohl in allen Büchern Antibiotika empfohlen wurden.

Früher oder später wird sich die Medizin in diese Richtung entwickeln. Ich kenne immer mehr Ärzte, die jedes Jahr nach Afrika fliegen, um zu lernen. Auch in Deutschland werden immer mehr Ärzte „**praktische Naturmediziner**".

Inzwischen arbeite ich mit einigen Medizinern zusammen und immer mehr suchen den Kontakt zu mir, wenn sie von ihren Patienten über mich hören. In Kapitel 4 beschreibe ich das Beispiel eines Klienten, der durch die Darmreinigung sein schweres Leiden beseitigt hat. Daran sieht man, wie eine gute Zusammenarbeit mit Medizinern Menschen helfen kann.

Und noch eins: Die Medikamente der Schulmedizin basieren auf der Natur. Viele werden aus Pflanzen hergestellt.

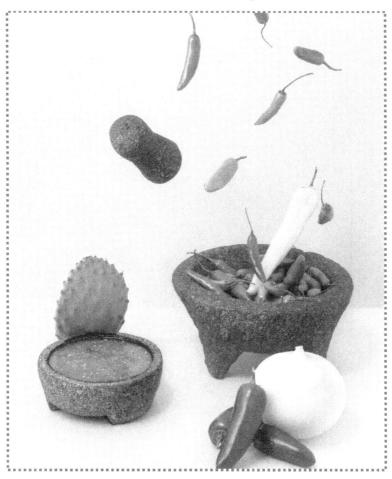

Teil A

Der Darm und seine Funktionen: Was passiert im Darm?

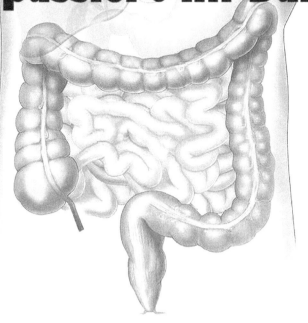

2.

Was ist der Darm?

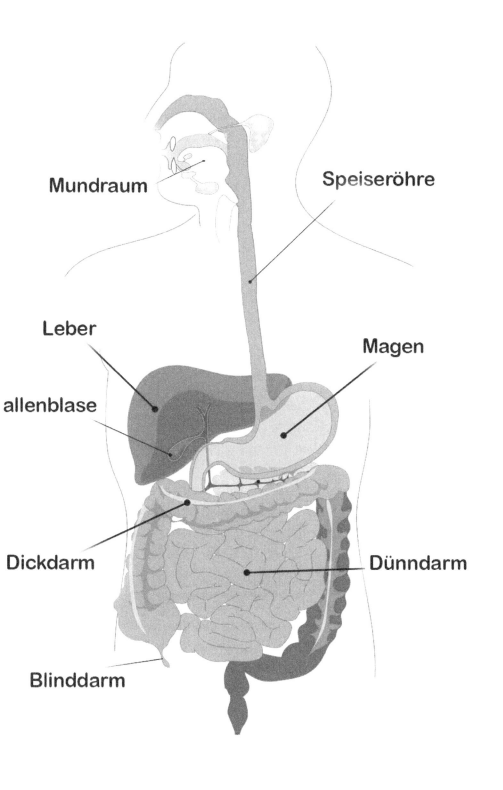

Mundraum

Speiseröhre

Leber

Magen

allenblase

Dickdarm

Dünndarm

Blinddarm

Der Darm ist das Verdauungsorgan für alle Nahrungs-mittelarten, seien sie fest (Lebensmittel), flüssig (Getränke) oder nicht greifbar (Gedanken). Gedanken, die oft im Kopf entstehen, werden ebenfalls vom Darm verdaut.

Der Darm ist ein **meterlanger Verdauungskanal**, der zum Verdauungstrakt gehört. Er misst bei einem Erwachsenen 7 bis 8 Meter! Die Kontaktfläche der Darmschleimhaut mit dem Chymus (Speisebrei) beträgt 250 bis 400 m (etwa zwei Tennisplätze). Der Darm trägt dazu bei, dass Nahrungsmittel – nachdem sie in Mund und Magen zerkleinert wurden – chemisch weiter in kleinere Einzelteile (Nährstoffe) zersetzt werden. Er hilft diesen dann ins Blut und somit in den Rest des Körpers zu gelangen. Dieser Teil des Verdauungstraktes erstreckt sich vom Ausgang des Magens bis zum Anus.

Der Darm ist bei Menschen in zwei Teile unterteilt: **der Dünndarm und der Dickdarm**. Der gesunde Darm ist eine Barriere gegen viele Mikroben, aber durchlässig für Nährstoffe. Es ist der Ort des intensiven mikrobiellen Lebens. Alle diese Bakterien leben symbiotisch mit dem Menschen in einem guten Gleichgewicht. Jede Verschiebung des Gleichgewichts und Veränderung der Permeabilität kann den gesamten Organismus beeinflussen, destabilisieren und dazu führen, dass Krankheiten entstehen.

Der meterlange Verdauungskanal sorgt nicht nur für die chemische Zerlegung der Nahrung, die Aufnahme der Nahrungsbestandteile in den Körper (Resorption) und die Ausscheidung der Nahrungsreste über den Anus. Er produziert auch Hormone: **das Verdauungssystem ist die größte Hormondrüse des Körpers.** Außerdem stellt er eine Barriere für Krankheitserreger dar und spielt eine wichtige Rolle für die Regulation des

Wasserhaushalts: Er kann große Mengen Flüssigkeit resorbieren und auch ausscheiden.

Außerdem verdaut der Darm mentale „Nahrungsmittel" wie Freude, Hass, Angst, Unsicherheit, Liebe sowie visuelle Eindrücke, Gerüche, Gedanken, Worte und Gefühle. Unsere Darmbakterien reagieren darauf und werden aktiv. Auf Angst oder Stress zum Beispiel reagiert der Darm mit Durchfall, Verstopfung, Erbrechen oder Übelkeit. Auf eine depressive Stimmung reagiert er mit Lust auf bestimmte Lebensmittel. Auf Gerüche reagiert er mit Hungergefühlen, Ekel oder Übelkeit usw.

Der Darm ist **ständig mit dem Gehirn in Kontakt**. Das Gehirn redet ständig mit seinem Bruder, dem Darm. Sie tauschen ständig Informationen aus und unterstützen sich gegenseitig.

> **Die Verdauung beginnt mit den Augen und wird dann im Kopf (Gehirn) und im Mund fortgeführt. Die Augen kommunizieren durch Gedanken dem Gehirn, dass du jetzt isst. Lange bevor du das Essen in den Mund steckst, haben die Verdauungsakteure schon ihre Arbeit aufgenommen. Auch das Schmecken des Essens kommt nicht vom Gehirn oder der Zunge, sondern vom Darm.**

2.1 Der Verdauungs- prozess

Das Essen wird in den **Mund** gesteckt und von den Zähnen zerkleinert. Eine Vorverdauung findet durch Enzyme im Speichel
statt. Die zerkleinerten Nahrungsmittel gelangen in den **Magen**.
Dort wird die Speise zu einem Speisebrei zersetzt und durch-
mischt. Anschließend gelangt der Brei in den **Dünndarm**, wo
die Nahrungsbestandteile zu Nährstoffen aufgespalten und ab-
sorbiert werden. Das bedeutet, sie durchdringen die Darmwand
und landen in der Blutbahn und im Körper. Der Rest landet im
Dickdarm und wird von Bakterien „behandelt" und die restli-
chen Nährstoffe, wie Vitamine, werden extrahiert und aufgenommen. Der Müll wird gleichzeitig mit Wasser resorbiert,
dadurch eingedickt und im **Mastdarm** gesammelt. Das ist dann
der Stuhl, der durch Muskelkontraktionen der Darmwand über
den **Anus** ausgeschieden wird.

**Dieser ganze Prozess der
Verdauung wird durch Millionen
von Neuronen im Darm, dem
enterischen Nervensystem, die
mit dem Gehirn kommunizieren,
gesteuert.**

2.2 Dünndarm-Funktion

Nachdem die Nahrung in Mund und Magen zerkleinert und angedaut wurde, landet sie im Dünndarm-Kanal und wird dort chemisch zu Nährstoffen zersetzt, damit diese im Blut und im gesamten Körper aufgenommen werden können. Die dünne Membran des Dünndarms ist mit Falten und Zotten bedeckt, um die Austauschoberfläche mit dem Blutnetzwerk zu erhöhen. **Die meisten Proteine, Kohlenhydrate und Lipide werden im Dünndarm assimiliert.**

Beim Menschen ist der Dünndarm zwischen 3 und 6 Meter lang und besteht aus Duodenum, Jejunum und Ileum. In das **Duodenum (der wie ein „C" geformte Zwölffingerdarm)** münden die großen Verdauungsdrüsen: die Leber, deren Sekrete (Galle genannt) in der Gallblase zwischengespeichert werden, und die Bauchspeicheldrüse (Pankreas). Beide Verdauungssekrete enthalten wichtige Verdauungsenzyme zur chemischen Spaltung der Kohlenhydrate in Einfachzucker (Monosaccharide), der Fette in Glyzerin und freie Fettsäuren und der Eiweiße in die einzelnen Aminosäuren.

Nach ihrer Resorption ins Blut werden die Nährstoffe als erstes über die Pfortader in das zentrale Stoffwechselorgan (die Leber) transportiert. Auf diese Weise werden auch andere Nährstoffe wie Vitamine und Mineralien in den Körper aufgenommen.

Der Dünndarm ist ein Schlüsselorgan, da er nicht nur die Verdauung von Nahrungsmitteln sicherstellt. Seine Schleimhaut dient als Barriere zwischen der inneren Umwelt des menschlichen Körpers und den Nährstoffen und anderen Stoffen aus der äußeren Umwelt. Sie verhindert so, dass Gifte über die Blutbahn in den Körper gelangen.

Nicht verwertbare Stoffe landen im Dickdarm zur Weiterverarbeitung.

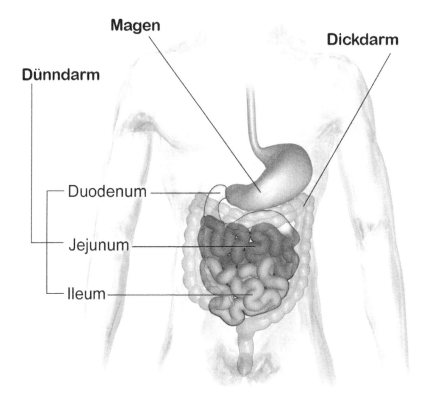

Quelle: Blausen.com staff (2014). "Medical gallery of Blausen Medical 2014". *WikiJournal of Medicine* **1** (2). DOI: 10.15347/wjm/2014.010. ISSN 2002-4436

2.3 Dickdarm-Funktion

Der Dickdarm bildet eine Art Rahmen um den Dünndarm. In den Dickdarm gelangen die Nahrungsbestandteile, die der Dünndarm nicht aufgenommen hat und **die der Körper nicht braucht oder nicht verwerten kann.** Dort werden dem Stuhl Wasser und Salze entzogen und der Rest, das Unbrauchbare, wird zu Kot. Durch den Mastdarm (Rektum) und über den Analkanal verlässt der Kot schließlich den Körper.

Der Dickdarm beherbergt Bakterien, die mit dem Menschen in Symbiose leben, und die nichtverwertbaren Stoffe abbauen können. Diese **Darmflora** ist wesentlich für das reibungslose Funktionieren des Verdauungsprozesses. **Die Bakterien unterstützen das Immunsystem bei der Abwehr von krankmachenden Keimen.**

Im Dickdarm produzieren diese Bakterien Stoffe wie Vitamin B und Vitamin K, die der Körper zum Teil noch gebrauchen kann. Dabei entstehen auch Gase und Stoffe, die dem eingedickten Nahrungsbrei die Farbe und den Geruch verleihen, den wir riechen, wenn wir unser „Geschäft" verrichten. **Deswegen hängen Farbe und Geruch des Stuhlgangs direkt mit dem zusammen, was wir gegessen haben.**

Der Dickdarm ist beim Menschen zwischen 1 und 1,5 Meter lang und besteht aus drei Teilen: dem Blinddarm (mit dem wurmförmigen Fortsatz), dem Dickdarm und dem Mastdarm.

2.4 Die Macht des Darms als Nerven- und Denkzentrum: stärker als das Gehirn

„Was wirklich zählt, ist Intuition", sagte Einstein.

Einstein ist das Beispiel für die Macht des Bauches. Der eigenwillige und unkonventionelle Physiker ließ sich allein, bzw. zum großen Teil, von seinem Instinkt und seiner Intuition leiten. Damit hat er das Wissen revolutioniert. Das, was Menschen Intuition und Instinkt nennen, ist hohes Wissen und kommt nicht aus dem Kopf, sondern aus dem Bauch. Der Bauch denkt mit. Oder besser gesagt: **der Bauch ist die Denkzentrale und das Gehirn die Materialisierungszentrale**, damit alle Menschen das Wissen verstehen können.

Jahrtausendealtes Wissen aus der afrikanischen Naturwissenschaft

Erst sehr spät hat die Schulwissenschaft die ganze Funktion des Darms entdeckt. Ein Organ, das mehr kann als nur Nahrung zu verdauen. Seitdem ist **der Darm der neue Star** der medizinischen Forschung geworden. Ich weiß aber aus meiner Lehre in Afrika, dass die afrikanische Wissenschaft schon seit Jahrtausenden die Erkenntnisse über die Macht des Darms als Nerven- und Denkzentrum benutzt hat, um Menschen zu helfen, zu heilen und zu programmieren. Besonders **bei psychischen Krankheiten** wurde der Schwerpunkt eher auf das **Bauchhirn** als auf das Kopfhirn (Gehirn) gelegt, anders als in der Schulmedizin.

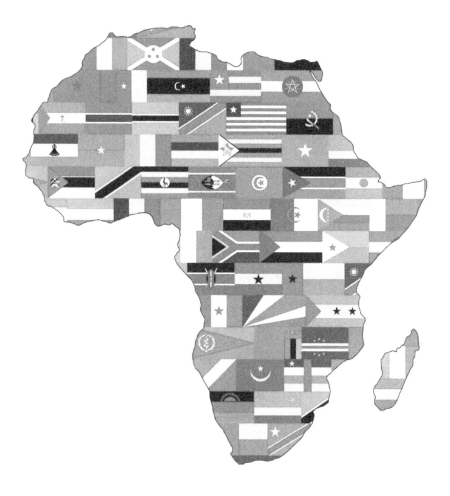

Ein französischer Mathelehrer in Kamerun führte eine heftige Diskussion mit meinem Lehrmeister über das Thema. Es muss 1978 gewesen sein. Er beschimpfte meinen Lehrer als Scharlatan und Hexer, als einen, der Menschen belügt, weil mein Lehrer ihm sagte, dass sein **Kopfhirn ohne das Bauchhirn nicht funktionsfähig sei, das Bauchhirn ohne das Kopfhirn aber voll seine Aufgaben erledigen könne**. Beide Hirne seien in ständiger Kommunikation, um zu kooperieren.

Allein, dass er sagte, der Bauch habe ein Hirn, mit einem komplexen und vollentwickelten Nervensystem, reichte dem Franzosen, um schlimme Beleidigungen über das Wissen der Afrikaner von sich zu geben, die ich hier nicht erwähnen will. Afrikaner wurden damals stets belächelt und gehänselt, weil sie immer zuerst mit dem Bauch denken und später mit dem Gehirn.

Heute kann niemand mehr bestreiten, dass der Darm ein eigenes Nervensystem hat.

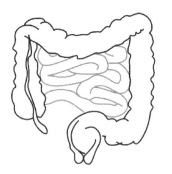 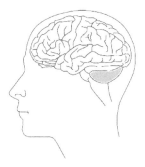

Der Darm, mit seinen Bakterien und seinem eigenständigen Nervensystem mit Milliarden Neuronen und vielen Neurotransmittern, ist das ursprüngliche Gehirn

Das Nervenzentrum im Kopf besteht aus demselben Gewebe wie das im Darm und nicht anders herum, denn am Anfang war der Darm und der Darm regelte alles für das kleine Baby im Bauch und es brauchte das Gehirn überhaupt nicht.

Es gibt im Gehirn spezialisierte Zentren für andere Organe, wie für Herz-Kreislauf-Funktionen oder für die Atmung, aber es gibt **kein Zentrum, das für den Darm verantwortlich** ist. Das allein zeigt die Macht und die Unabhängigkeit dieses Hirnzentrums im Bauch. Es muss so sein, damit der Körper und der Kopf nicht überlastet werden. Wie könnte das Gehirn jemals die unzähligen Schaltverbindungen, die den Darm und den Darmbereich durchziehen, und die Verdauung an sich von Anfang bis Ende steuern? Das Gehirn würde Milliarden von Nervenfasern brauchen, um diese Funktion zu übernehmen. Unser Gehirn müsste in dem Fall vielleicht doppelt so groß sein, unser Kopf müsste größer sein, ja alles müsste voluminöser sein.

Was die Schulmedizin über den Darm weiß, ist erst der Anfang.

Heute sagt die Wissenschaft, dass das Darmhirn effektiv ist, aber sie reduziert immer noch seine Funktionen und Fähigkeiten. In diverser wissenschaftlicher Literatur liest man von **nur 500**

Millionen Neuronen gegenüber den Billionen im Gehirn. Das sind in etwa so viele wie ein Hund hat, deswegen meinen viele Wissenschaftler, dass dieses Hirn so klug ist wie ein Hund. Dies widerspricht vehement der **afrikanischen Wissenschaft, die die Macht des Bauchhirns mindestens auf Augenhöhe mit der des Gehirns stellt.**

Das Darmhirn, genau wie das Kopfhirn, steht in Verbindung mit allen Organen des Körpers. Er kann mit dem Herz, mit den Nieren, dem Magen, der Leber und den Geschlechtsteilen kommunizieren. Es reagiert auf Gedanken, Gefühle und Emotionen und es formt auch die Persönlichkeit und braucht dazu nicht mal die Erlaubnis vom Gehirn. **Alles, was das Gehirn macht, weiß der Darm**, und er kommt ihm schnell zur Hilfe, um es zu entlasten. Bei Stress oder Angst zum Beispiel reagiert er mit Durchfall oder Erbrechen, um das Gehirn zu unterstützen. Er hat durch sein vollständiges Nervensystem eine **direkte Verbindung mit dem Unterbewusstsein**. Deswegen kann er Dinge spüren, bzw. manchmal Erkenntnisse und Wissen durch Eingebungen haben, die das Gehirn gar nicht versteht oder an die es nicht glaubt.

Intuition ist eine Darmfunktion, keine Gehirnfunktion

Jeder weiß, dass viele Erfindungen, die die Welt verändert, verbessert und vorwärtsgebracht haben, den Menschen wie Eingebungen erschienen sind. Viele Forscher wussten lange bevor sie anfingen eine Theorie zu erforschen, dass diese wahr ist. Oft waren die Ideen rational gesehen Blödsinn und unmöglich umzusetzen, doch am Ende waren sie doch wahr. Forscher und Entdecker sagen auch heute häufig, dass sie manchmal nur ein Gespür dafür hatten, dass etwas richtig sei, auch wenn niemand daran geglaubt hatte. Ihr **Bauchgefühl** (wie die westlichen Menschen es nennen), bzw. das **Bauchgehirn, die Zentrale des Wissens** (wie die Afrikaner es nennen), war das, was ihnen bewusst machte (Verbindung mit dem Gehirn), dass was sie denken, richtig ist. Der Darm tat dann alles, um das Gehirn dazu zu bringen, dass diese Menschen die Motivation, Mut und Kraft hatten, nicht aufzugeben.

„Denke mit deinem Bauch, setzte mit deinem Kopf um."

Das Darmgehirn hat eine unerschöpfliche Wissenskapazität (unendliches Wissen) und kann Dimensionen und Sphären erreichen, von denen das Gehirn, bzw. Kopfgehirn, nur träumen kann. Das Gehirn ist die Materialisierungszentrale von dem, was der Bauch schon längst wusste. **Die intelligentesten Menschen sind die, die mit dem Bauch denken** und diese Stimme hören können. Es sind Menschen, die Revolutionäres Jahre im Voraus gesehen haben.

Intelligente Menschen, die keinen Bezug zu ihrem Denksystem im Bauch haben, sind wie einfache Handwerker. Das macht den Unterschied zwischen einem intelligenten Menschen und einem **Genie**. Ich habe die Bibliographien von vielen Genies und auch Politikern, die die Welt veränderten, gelesen. Alle haben etwas gemeinsam: Sie haben ein feines Gespür für das, was kommen wird. **Sie denken nicht mit dem Kopf, sie denken mit**

dem Bauch und lassen den Kopf das, was sie gedacht haben, „menschlich", also rational, erklären. Einstein ist ein sehr gutes Beispiel für einen Bauchdenker.

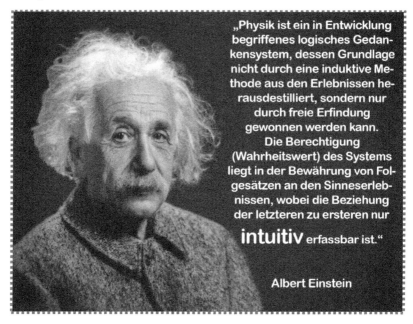

„Physik ist ein in Entwicklung begriffenes logisches Gedankensystem, dessen Grundlage nicht durch eine induktive Methode aus den Erlebnissen herausdestilliert, sondern nur durch freie Erfindung gewonnen werden kann. Die Berechtigung (Wahrheitswert) des Systems liegt in der Bewährung von Folgesätzen an den Sinneserlebnissen, wobei die Beziehung der letzteren zu ersteren nur **intuitiv** erfassbar ist."

Albert Einstein

Ich verstehe in diesem Zitat unter **intuitiv** den Bauch.

Vielen Menschen nehmen ihr Wissen aus dem Bauchhirn und nennen es fälschlicherweise „Gefühl". Sie würden noch viel mehr und viel leichter Dinge verstehen und ihre Ziele erreichen, wenn sie dies ändern würden. **Menschen müssen lernen mit ihrem Bauch zu denken und Wissen zu suchen.**

Wie unser Darm letztendlich agiert, wird in den nächsten Jahren immer klarer werden: Hochkomplexe, **perfekt abgestimmte Signalwege** (Nerven, Hormone, chemische Substanzen, die Bakterien, die Botenstoffe freisetzen, Neurotransmitter, die Bakterien selbst usw.) liegen zwischen dem Darm und dem Rest des

Körpers (innerlich wie äußerlich) und umgekehrt. Dennoch ist die Kommunikation mit dem Unterbewusstsein noch nicht richtig erforscht.

Diese Erkenntnisse könnten die Medizin und Heilungsprozesse, bzw. Krankheitsvorbeugungsprozesse, revolutionieren.

B.

Darmflora und Darmbakterien

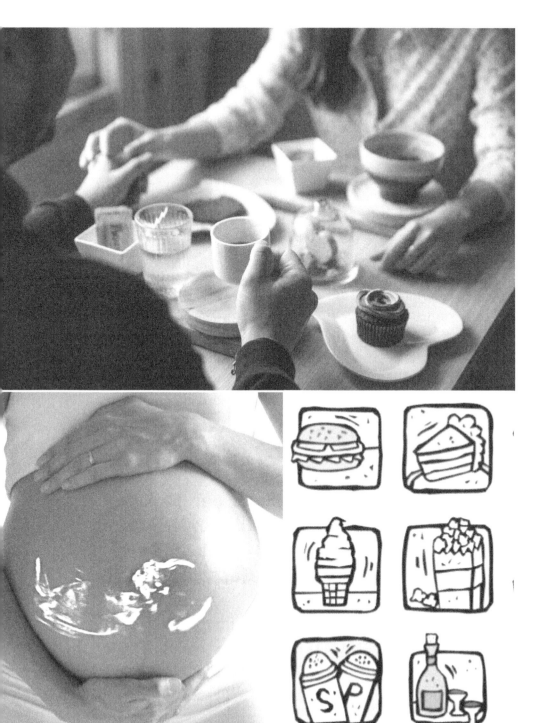

3.1 Was ist die Darmflora (Mikrobiom)?

Wenn wir über den Darm sprechen, müssen wir darüber sprechen, was in seinem Inneren lebt, also über die Darmflora.

Wenn das Verdauungssystem des menschlichen Körpers flach liegen würde, würde es die Oberfläche von zwei Tennisplätzen einnehmen. Jeder Millimeter dieses Platzes eignet sich hervorragend dafür, dass **schädliche, toxische und störende Elemente**, die in unserem Essen vorkommen (aber auch solche, die wir auf anderen Wegen aufnehmen), in unseren Körper eindringen. Aber die Natur hat eine perfekte Lösung für diese Gefahr gefunden und hat den ganzen Bereich des Verdauungssystems mit einem **Schutzband** gesichert: der **Darmflora**.

> **Die Darmflora hat 10-mal mehr Mikroorganismen als es menschliche Zellen im Körper gibt und diese Mikroorganismen besitzen zusammen 100-mal mehr Gene als der Mensch!**

Der Darm des Menschen wird von Billionen Bakterien, Viren und Pilzen besiedelt, bestehend aus **tausenden Bakteriengattunge**n. Diese Zahl ist nur eine Schätzung, denn genau weiß die Wissenschaft es noch nicht. Manche Quelle sprechen von sogar bis zu 10.000 Gattungen. Früher dachte man es sein 200-400. Jede bakterielle Gattung hat ihre ganz spezifische Rolle und gedeiht für ganz bestimmte Nährstoffe. Jeder hat sein typisches Bakterienprofil, es ist wie ein „Fingerabdruck eines Menschen durch sein Mikrobiom".

Die Darmflora ist vor allem im Dickdarm zuhause und dort findet man die größte Zahl verschiedener Bakterienarten, wie Milchsäurebakterien oder Coli-Bakterien. Im Dickdarm befinden sich sehr viel mehr Mikroorganismen als im Dünndarm. Diese Bakterien leben in einem **symbiotischen Gleichgewicht** mit dem Menschen und werden benötigt, um gesund zu bleiben und eine gute Verdauung sicherzustellen.

Und wenn eine Person gesund ist, sind die meisten dieser Mikroben nützliche Mikroben. Neben diesen gibt es aber auch **gefährliche Bakterien**, die Krankheiten erregen können. Sie leben auch in den Körpern gesunder Menschen, aber wenn genügend **nützliche Bakterien** vorhanden sind, **regulieren diese** die Wirkung anderer krankheitserregender Mikroben und verhindern, dass diese den Körper schädigen und uns krank machen. Sowohl gute als auch weniger gute Bakterien sind wichtig für den Körper. Sie müssen nebeneinander existieren, damit der Darm seine Funktion gut erledigen kann. Sie regulieren und füttern sich gegenseitig.

Liegt eine Störung vor, kann die Vielfalt rapide abnehmen und das Gleichgewicht der Bakterien, und somit das ganze Gleichgewicht des Körpers, zerstört werden.

3.2 Vaginalflora: Die Darmlora wird vererbt – wie die Mutter, so das Kind

Die **Schulmedizin** sagt, dass ein Baby eine neutrale Flora hat und erst bei der Entbindung die Flora der Mutter übernimmt. Bei einer Vaginalgeburt wird der Darm des Säuglings sofort besiedelt und diese Besiedelung wird durch die Muttermilch weiter ausgebaut.

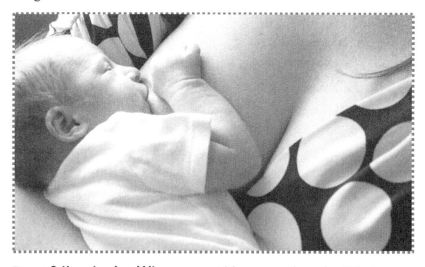

Das **afrikanische Wissen** sagt hingegen, dass das Kind zwar die Flora der Mutter übernimmt, aber diese schon lange vor der Geburt, das bedeutet noch im Bauch, bzw. sogar schon einige Wochen nach der Befruchtung, übertragen wird. Das heißt, die

mütterliche Darmflora überträgt sich schon während der
Schwangerschaft über das Blut und die Plazenta auf das Baby.

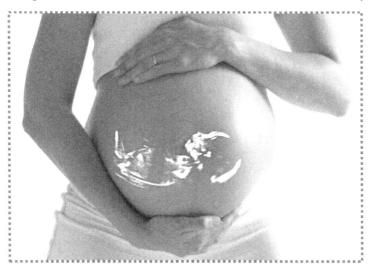

In beiden Theorien gibt es eine Gemeinsamkeit. Nämlich, dass
die Darmflora des Kindes von der Mutter stark mitbestimmt
wird und somit erblich ist. Viele Studien unterstützen diese Erkenntnis. Man hat bei Frauen mit kranker Darmflora in verschiedenen Generationen (Großmutter, Mutter, Tochter) ähnliche Flo-
ren festgestellt. Die Tochter hatte eine kranke Flora wie die Mutter und die Mutter wie die Großmutter.

**Die Darmflora eines Neugebore-
nen bestimmt nicht nur das spä-
tere Allergierisiko, sondern auch
viele andere Krankheiten wie
Grippe, Autismus, Demenz, Übergewicht usw.**

97

3.3 Wir sind zum großen Teil Bakterien

Wir haben immer gedacht, dass wir als Mensch eine hochentwickelte Spezies und viel intelligenter als Tiere sind. Nun merkt man immer mehr, dass kleine Tierchen uns steuern. Der Mensch ist weniger Mensch als Bakterie. Wir haben ca. 30.000 Gene und die Bakterien in uns haben mehr als 3 Millionen Gene. Wir könnten zu dem Schluss kommen, **dass wir nur zu 1% Mensch sind und zu 99% Bakterien**, wie Cyril Cassilde in seiner Doktorarbeit „Le rôle de l'intestin dans l'équilibre de notre santé. Sciences pharmaceutiques. 2016" schreibt.

Wer hätte das gedacht? Denkst du immer noch, dass du intelligenter bist als eine Bakterie?

Die Wissenschaft fängt gerade erst an, das zu erkennen, was Naturmediziner in Afrika seit Jahrtausenden nutzen: Nämlich die Analyse der Wirkung unserer Bakterien auf unser tägliches Leben.

> **Die Darmbakterien haben einen großen Einfluss auf die Biochemie des Körpers und die Gehirnentwicklung, und beeinflussen daher unser Verhalten im Erwachsenenalter maßgeblich.**

3.4 Darmflora und Gesundheit: Unsere Darmbakterien sind die Medikamente von morgen

In Afrika sehen die Heiler seit Jahrtausenden einen Zusammenhang zwischen einer gestörten Darmflora und einer Vielzahl von **Erkrankungen**. In den letzten Jahren hat die Wissenschaft diese Verbindung anerkannt und bewiesen. Die Prozesse im Darm beeinflussen sogar unsere **Stimmung** und umgekehrt (das „Bauchgefühl" ist nicht erfunden. Das ist Realität. Mein Naturheilkundelehrer nannte es das *dritte Auge* in uns).

Ein Ungleichgewicht in der natürlichen Zusammensetzung der verschiedenen Bakterienarten destabilisiert die Darmflora und wir werden krank. Die Gesundheit der Darmflora beeinflusst unser Immunsystem.

Eine Zelle ist nur so gesund, wie die Qualität der Nährstoffe (frei von Giften), die sie ernährt. Nährstoffe werden im Darm von den „guten" Darmbakterien verarbeitet und von der

99

gesunden Darmschleimhaut aufgenommen. Im Darm fängt die **Trennung von Nährstoffen und Giften** bereits an.

Ein kranker Darm hingegen produziert Gifte, bzw. kann Gifte nicht aufhalten. Er lässt nicht mehr zu, dass gesunde Nährstoffe (frei von Giften) die Zellen erreichen. Somit werden die Zellen mit Giften versorgt, was die Verdauungs- und Stoffwechselprozesse nachhaltig stört.

Ohne gesunde Zellen keine Gesundheit und kein Gewichtsverlust

Nun versteht man, warum der Ursprung der Gesundheit in der Darmgesundheit liegt.

Die moderne Art sich zu ernähren, macht den Darm anfällig für Krankheiten. Sie besteht aus zu vielen mehl-, milch- und zuckerreichen Lebensmitteln mit zu vielen Chemikalien (Zusatzstoffen).

> **Die modernen und westlichen Zivilisationskrankheiten lauern im Darm. Der Industrieernährungsstil ist der Feind der Darmflora. Viele Krankheiten entstehen, weil die Darmflora krank und gestört ist.**

Unsere Darmbakterien: Die Medikamente von morgen

Es ist nur eine Frage der Zeit, bis die Schulmedizin diese alte afrikanische Wissenschaft übernimmt und umsetzt. Die afrikanischen Heiler benutzen seit Jahrtausenden diese **Lebewesen im Bauch**, wie sie sie nennen, um Krankheiten zu heilen und sogar Menschen vor schweren chirurgischen Operationen zu betäuben.

Krankheiten, die wir heute Zivilisationskrankheiten nennen, haben schon immer existiert und wurden nur durch Vorbeugungsmaßnahmen (wie gesunde Ernährung) in Schach gehalten. **Durch unsere falsche Ernährung, die Chemikalienbelastung und negative psychische Einstellung sind diese verborgenen Krankheiten epidemisch und zur Mode geworden.** Alles was uns tötet, uns aber auch heilt, kommt vom menschlichen Körper selbst oder findet in ihm selber statt.

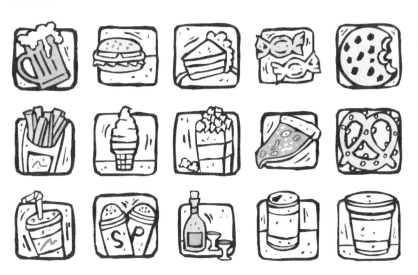

Viele Krankheiten wurden und werden noch heute in Afrika durch **gezielte Züchtung der Bakterien** beseitigt. So wird fast alles geheilt, von Unfruchtbarkeit über Krebs bis hin zur Schizophrenie. Die Afrikaner erkannten z.B. schon früh, dass **die Potenz vom Bauch (der Ernährung) beeinflusst wird**, während die Schulmedizin noch sagte, dass es das Gehirn sei. Impotenz, bzw. ihn nicht hochbekommen, wurde mit Stress & Co. erklärt. Die Afrikaner zeigen, dass eine geeignete Ernährung die Impotenz eliminiert, egal ob du Stress hast oder nicht.

In dem Buch **„EREKTIONS- & POTENZ-KILLER: Iss, trink und denk dich impotent und schlapp"** von K.T.N. Len'ssi kannst du mehr darüber erfahren, welche Lebensmittel Potenz und Lust zerstören (indayi edition ISBN 978-3-946551-71-3).

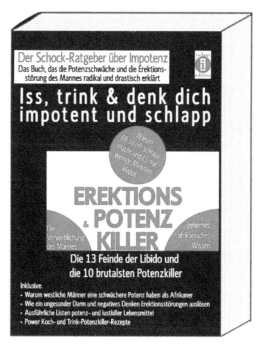

3.5 Die Macht des Darms als Medizinzentrum: Was Darmbakterien alles können

Viele Krankheiten, aber auch ihre Heilung, fangen mit der Erkrankung bzw. der Reinigung und Kräftigung der Darmflora an. Dabei wird die Zahl bestimmter Bakteriengattungen verringert oder erhöht. Der **Zustand in der Darmflora** entscheidet dann, ob die Behandlung gute Erfolgschancen hat oder nicht. Eine gesunde Darmflora hilft sogar dabei, dass Medikamente gut anschlagen.

Am Anfang war der Darm, der Darm war eins mit der Gesundheit, der Darm war die Gesundheit.

Die Bakterien in der Darmflora sind es, die über die Gesundheit entscheiden. Sie wissen alles, was in uns vor sich geht und reagieren darauf. Sie sind nicht nur da, um die Nahrung zu verdauen, Krankheitserreger zu töten oder ihnen den Weg ins Blut zu versperren. **Sie sekretieren auch chemische Subtanzen, die wie Medikamente wirken**, oder als Botenstoffe dienen. Botenstoffe sind chemische Stoffe, die der Signal-

103

übertragung oder chemischen Kommunikation, auch genannt **Chemokommunikation**, zwischen Zellen und Organen im Körper dienen. Sie bringen die Darmflora dazu, zu funktionieren, wie ein Medizinzentrum und eine Pharmafabrik.

Was unsere Mikroben im Darm alles können:

- Diese Mikroben produzieren alle vorstellbaren Antibiotika. Alle Krankheitserreger, die durch die Nahrung aufgenommen werden, werden „behandelt" (verarbeitet). Das bedeutet, sie werden abgefangen, es wird ihnen der Weg ins Blut versperrt und letztendlich werden sie ausgeschieden, z.B. durch Durchfall oder Erbrechen. So ist der Körper vor Invasionen von allen möglichen Bakterien, Viren und Co. geschützt. Der Angriff der guten Bakterien auf **Krankheitserreger** kann zu Fieber führen. Die Darmflora neutralisiert ebenso alle **toxischen Elemente**, die sie aufnimmt oder die während der Verdauung produziert werden. Wenn etwas nicht neutralisiert worden ist, wird die Darmflora es ergreifen, behalten und es durch den Stuhl beseitigen. Der menschliche Stuhl besteht hauptsächlich aus Bakterien.

- Die Mikroben sorgen dafür, dass **Nährstoffe** in den Blutkreislauf gelangen.

- Sie **wandeln** Kohlenhydrate in Einfachzucker (Monosaccharide) **um**, Fette in Glyzerin und freie Fettsäuren und Eiweiße in die einzelnen Aminosäuren.

- **Sie synthetisieren die lebenswichtigen Vitamine** B1, B2, B3, B4, B5, B6 und B12, Biotin und Vitamin K2 und produzieren viele andere Vitamine. Die Hauptquelle dieser Vitamine ist die Darmflora. Wenn diese Darmflora sich verschlechtert, können Menschen Mangelerscheinungen haben. Nichts wird sich ändern, egal ob man viel Leber isst oder hochdosierte Nahrungsergänzungsmittel zu sich nimmt, bis die Gesundheit der Darmflora wiederhergestellt ist. Erst dann kann der Körper diese Vitamine wieder selber herstellen. **Der Mangel an diesen Vitaminen verursacht Anämie.** Wissenschaftliche Studien haben gezeigt, dass die Aufnahme von Eisen gegen Anämie nutzlos ist. Wir brauchen alle B-Vitamine und andere Nährstoffe, die von unserer Darmflora produziert werden. Mutter Natur, in ihrer großen Weisheit, gab uns unsere eigene kleine Fabrik, die diese Nährstoffe in der gewünschten Quantität produziert und sie dann diffundiert und zum Blut transportiert.

- Sie bekämpfen **Entzündungen** und infektiöse Krankheiten.

- Sie **entgiften** den Körper von Fremdstoffen. Eine wichtige Funktion der Darmflora ist die Entgiftung. Nicht nur von fremden Stoffen wie Schwermetallen. Auch der Verdauungsprozess selbst produziert eine Menge toxischer Substanzen, von denen einige zu Krebs führen können. Sie werden sofort durch eine gesunde Darmflora neutralisiert und gegebenenfalls ausgeschieden. **Krebserkrankungen können sich im Verdauungssystem nur entwickeln, wenn die Darmflora zuvor geschädigt und abgebaut wird.**

- Sie stärken das Immunsystem und die Abwehrkräfte. Der Darm **produziert zwischen 70 und 85% der**

105

körpereigenen Immunzellen. Sie stärken die Immunabwehr bei Infektionen und bekämpfen Infektionskrankheiten wie Grippeviren und Co. sehr effektiv. Menschen, die ständig an Infektionen leiden, haben eine kranke Flora. Versuche mit Mäusen zeigen: Ist die Darmflora ungesund und dezimiert, verläuft eine Infektion sehr viel gravierender. Der Darm **produziert 95% unseres Serotonins**, ein Neurotransmitter, der an der Steuerung von Emotionen beteiligt ist.

- Die nützlichen Bakterien heben den Säuregrad des Darms an und neutralisieren somit giftige Schlacke und reduzieren ihre Produktion und Resorption, was das Wachstum der Bakterien, die für die Verwesung zuständig sind, hemmt. Sie tragen so dazu bei, dass die **Schlacke mit dem Stuhlgang ausgeschieden** wird.

- Sie bekämpfen den **Stress** und andere chronische psychische Krankheiten.

- Sie bekämpfen Krebs und andere **chronische Krankheiten** wie Demenz, Alzheimer, Parkinson, Autismus und viele weitere.

- Sie bekämpfen **Allergien**. Je mehr Bakterien die Darmflora besitzt, desto resistenter ist man gegen Allergien.

- Sie regulieren den **Stoffwechsel**.

- Sie können auch **Sauerstoff produzieren** und den Körper damit versorgen und so erhöhen sie auch die Kraft und Ausdauer des Körpers.

- Sie bekämpfen das **schlechte Fett** im Essen.

- Sie bilden eine **Barriere für Krankheitserreger.**

- Sie produzieren zahlreiche **Hormone**.

- Sie beeinflussen den gesamten Körper bis ins Gehirn. Sie **steuern Gehirnprozesse**. Sie kommunizieren ständig mit dem Gehirn und tauschen Informationen aus.

- Sie **steuern Gefühle**, Gedanken, Emotionen, Stimmungen, die Laune und den Willen.

- Sie spielen eine wichtige Rolle in der **Sexualität**, Potenz und Libido.

- Sie beeinflussen **Liebesgefühle** mit und können sogar nach einem Kuss (Speichel-Austausch) entscheiden, ob zwei Menschen zusammenpassen oder nicht.

- Sie formen die **Persönlichkeit** mit.

- Sie verbessern den **Antrieb**, die Ausdauer, die Leistungsfähigkeit und die Kraft.

- Sie stärken die **Intelligenz**. Über sehr intelligente Menschen sagt man in Kamerun, dass sie einen „guten Bauch" haben. Das bedeutet, dass sie gute Bakterien besitzen, die für die Intelligenz zuständig sind. Da Könige superintelligent sein sollen, müssen sie bestimmte Lebensmittel zu sich nehmen, die diese Bakterien und ihre Population fördern.

- Sie entscheiden über dein **Gewicht**, ob du zunimmst oder abnimmst.

- Sie regeln unser **Hunger- und Sättigungsgefühl**. Im Darm gibt es hunger- und sattmachende Bakterien, sowie

107

schlank- und dickmachende. Wenn wir satt sind, signalisieren diese Bakterien uns, dass es genug ist. Wenn es da unten leer ist, signalisieren die entsprechenden Bakterien uns, dass wir nachfüttern müssen. Sie brauchen etwas. Der Wunsch nach Essen (Energie und Nährstoffe) kann aber auch von anderen Organen ausgehen. Der Darm, wie wir wissen, steht in engem Kontakt und kommuniziert mit allen Organen und Zellen im Körper. Wenn Nährstoffe irgendwo gebraucht werden, wird der Darm informiert und die Bakterien werden zur Nachlieferung aufgefordert. Wenn es aber nichts mehr nachzuliefern gibt, teilt der Körper dies in Form von Hunger mit. Manchmal hat man Hunger auf ganz bestimmte Dinge. In diesem Fall sind es die Bakterien, die dafür zuständig sind, nachzufragen.

> **Die Bakterien im Darm können den Alterungsprozess positiv beeinflussen und möglicherweise den geistigen Abbau im Alter verlangsamen.**

Jüngsten Untersuchungen aus Skandinavien zufolge sind **90% aller Zellen in unserem Körper Darmzellen**. Der Rest sind also nur noch 10%. Wir sind also nur ein Lebensraum, der diese mikrobielle Masse in sich birgt. Und wenn wir sie ignorieren, bringen wir uns in Gefahr, weil sie in alle Körperfunktionen involviert und ihr Engagement monumental ist. Der Darm ist ein Medizinzentrum.

3.6 Darmflora & Sexualität

Die Darmflora spielt auch in der Sexualität eine große Rolle, in der Lust und in der Potenz. Der Darm ist durch Neuronen und sekretierte Geschlechtshormone mit den sexuellen Organen verbunden und kommuniziert mit ihnen. Der Darm kann darüber hinaus Lebensmitteln Nährstoffe entziehen und dem Körper zuführen, die bei Frauen und Männern **die Libido fördern** können. Im Darm wird der größte Teil **(etwa 95%) des Glückshormons Serotonin** gebildet, deutlich mehr als im Gehirn selbst. Dieser Neurotransmitter hat eine wichtige Funktion für das Sexualverhalten. Der Darm mit seinen Millionen Nerven ist **lustempfindlich**. Man kann das spüren, wenn man seinen Bauch streichelt.

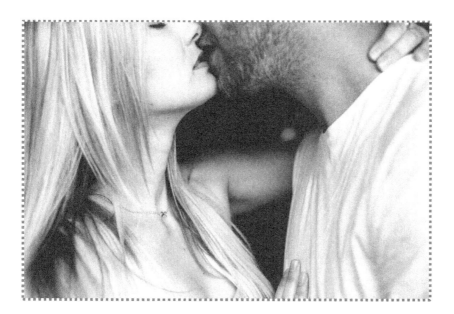

Wie stark, wie steif, wie erigiert und wie standhaft der Penis wird, wie viril ein Mann ist, wie feucht eine Frau wird, wie viel Blut sie während der Menstruation verliert, wie empfindlich ihre Geschlechtsteile werden, wie groß ihr Busen wird usw. hängt weniger vom Gehirn als vom Darm ab. **Der Darm beeinflusst unsere Sexualität mehr als das Gehirn.** Ein gesunder Darm ist Voraussetzung für eine nachhaltige und lustvolle Libido. Die Darmbakterien entscheiden mit, ob er steht oder nicht und ob sie feucht ist oder nicht, denn der Kopf kann wollen, während der Darm nein sagt, was zur Folge hat, dass er nicht steht, sie nicht feucht ist, und kein Sex und keine Lust möglich ist. **Für deine Sexualität musst du deinen Darm pflegen.**

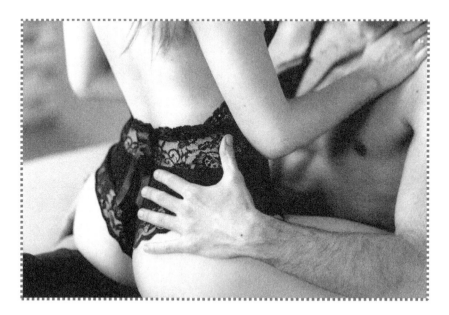

Darmbakterien beeinflussen die Scheidenflora: Trockenheit, Entzündungen, Menstruation, Menopause und Empfängnis

Die Darmbakterien und die Sexualhormone interagieren und schicken sich gegenseitig Nachrichten. Wenn die Scheide **zu trocken** wird, schicken sie eine Nachricht an die Bakterien, die dafür zuständig sind, und **fordern mehr Milchsäure**. Diese Bakterien lassen die Lust auf zuckerreiche Ernährung entstehen. Denn sie brauchen Zucker, um die benötigte Milchsäure für die Scheide herzustellen.

Darmbakterien machen die Scheide nicht nur feuchter, sie dichten auch die Zellen in der Scheide ab, was sie noch **besser vor Krankheitserregern schützt**. Wenn der Darm zu wenig Zucker bekommt, wird weniger Milchsäure produziert, das bedeutet auch weniger Östrogen, und die Scheide wird trockener und von fremden Bakterien besiedelt, die sich dann richtig ausbreiten. Das kann sogar eine **Schwangerschaft verhindern**. Das ist auch einer der Gründe, warum Frauen in dieser Region so **entzündungsanfällig** sind (z.B. ständige Blasenentzündung). Die zuständigen Darmbakterien können auch **direkt mit den Eierstöcken kommunizieren** und für sie die Substanz herstellen, die sie brauchen. Die Darmbakterien schützen die Scheide mit ihrer produzierten Milchsäure, die sie aus aufgenommenem Zucker umgewandelt haben.

Eine **Hormonumstellung** kann dazu führen, dass die Geschlechtshormone falsch mit den Darmbakterien kommunizieren

und sich nicht mehr verstehen, was dazu führt, dass die Darmbakterien nicht mehr genug Milchsäure senden.

Außerdem lässt ein gesunder Darm mit positiver bakterieller Besiedelung die monatliche **Menstruation sanft** ablaufen und
unangenehme **Nebenwirkungen der Menopause** können
sogar ganz eliminiert werden.

In Kamerun reinigt man **Frauen, die schwanger werden
wollen** und es nicht schaffen, oder Frauen, die die Chance
schwanger zu werden erhöhen wollen, den Bauch. Das bedeutet,
dass in vielen Therapien der Darm gereinigt, saniert und neu
aufgebaut wird, mit ganz gezielten Lebensmitteln, die **ganz bestimmte Darmbakterien im Darm züchten**. In manchen
Fällen muss ihr Partner dieselbe Therapie machen, damit sie die-
selben Bakterien haben und so die Chance erhöhen, ein Kind zu
zeugen. Viele Frauen, die es schulmedizinisch nicht geschafft
haben schwanger zu werden, haben nach solchen Therapien
doch ihr Baby bekommen.

Auch viele Männer werden so behandelt, wenn sie Schwierigkeiten haben Kinder zu zeugen, obwohl alles in Ordnung zu sein
scheint. **Durch Darmtherapie über die Ernährung wird
die Qualität und die Quantität der Spermien verbessert.**

3.7 Frauen und Männer haben eine unterschiedliche Darmflora

Frauen und Männer haben eine unterschiedliche Darmflora und rein biologisch gesehen bedeutet das, dass sie auch mit bestimmten **Lebensmitteln unterschiedlich umgehen** MÜSSEN.

Dieses Wissen aus der afrikanischen Medizin sollte selbstverständlich sein, denn der **Unterschied bei der Hormonproduktion** und Zusammensetzung bedingt auch die Komposition der Darmflora und ihr Funktionieren. Die Ernährung muss dementsprechend angepasst werden.

Am Anfang haben Jungen und Mädchen eine ähnliche Darmflora. **Ab der Pubertät** und schon kurz vorher fängt die Unterscheidung an und nimmt im Erwachsenenalter zu.

In Afrika gibt es bestimmte Lebensmittel, die Frauen nur zu bestimmten Zeiten essen dürfen oder gar nicht essen, weil sie ihrem Körper nicht guttun, wie wir gelernt haben. Unter dem Deckmantel „Frauen und Männer sind gleich" bringt die Konsumgesellschaft die Frauen dazu, zu essen und zu trinken wie Männer – mit fatalen Folgen für ihre Weiblichkeit und ihre Gesundheit. Mehr über Ernährung und Weiblichkeit findest du in meinem Buch: „Unwiderstehlich weiblich und erfolgreich" (indayi edition ISBN 978-3-947003-15-0)

113

3.8 Der Darm und Liebesgefühle: Darmbakterien und Küssen

Darmbakterien entscheiden auch über die Liebe. Während meiner Lehre und in vielen Heilritualen, an denen ich teilgenommen habe, um herauszufinden, ob Paare zusammenpassen, wurde der Stuhlgang und der Speichel beider Partner untersucht.

> **Es scheint so zu sein, dass Frauen und Männer sich nach dem Küssen mehr anziehen, wenn sie eine gleiche Liebesbakterienbesiedlung haben.**

Wenn Menschen sich küssen, tauschen sie Millionen an Bakterien aus, die mit dem Darm kommunizieren, bzw. auch im Darm des anderen landen und dort interagieren. Es werden Botenstoffe produziert, die auch direkt mit dem Gehirn kommunizieren. Die Qualität der Nachricht ans Gehirn soll entscheidend sein. Daraus entsteht unbewusst Abneigung oder Zuneigung. Eine gute Kommunikation zwischen den Bakterien entscheidet auch über den „Geschmack" des Küssens, sagte mein Lehrer.

Die Mundflora und Darmflora von engen Partnern sind ähnlich. Wenn sie sehr unterschiedlich sind, ist die Liebe auch schwierig, denke ich.

Das bedeutet, **durch die Ernährung können die Partner ihre Liebe beeinflussen**. Es wird deswegen schwierig sein, dass eine Vegetarierin sich mit einem Fleischesser gut versteht. Das hat nicht nur mit den unterschiedlichen Mahlzeiten und den ethischen Gründen zu tun, sondern auch mit der unterschiedlichen Darmflorabesiedlung, die unbewusst das Gehirn beeinflusst.

Höre auf dein Herz, vertraue aber deinem Darm

Viele Beziehungen heute gehen kaputt, weil Menschen dem falschen Organ vertrauen. Sie hören und vertrauen nur auf ihr Herz und vergessen, dass **die Liebe eine chemische Reaktion ist, die im Darm passiert**. Diese Bakterien entscheiden auch über den **Mundgeruch**, der sehr ausschlaggebend dafür ist, ob man Liebesgefühle für jemanden entwickelt oder nicht. Auch der **Körpergeruch** hat mit dem Darm zu tun, mit dem was und wie wir essen, und was die Darmbakterien in ihrer Fabrik damit machen. Unbewusst manipulieren uns solche Gerüche und Düfte und die Wahl des Partners wird beeinflusst. Der Schlüssel zur echten und langen Liebe liegt nicht im Herz oder im Gehirn, sondern in dem 9 Meter langen Kanal: dem Darm. Höre mehr auf deinen Bauch als auf dein Herz, wenn du die Liebe suchst.

Liebe geht durch den Darm

In vielen Kulturen Afrikas sagt man nicht, dass „sich zwei Herzen gefunden haben", sondern dass „sich zwei Bäuche gefunden haben". Auch in westlichen Kulturen sagt man nicht „die Liebe geht durch das Herz", sondern „die Liebe geht durch den Bauch oder den Magen".

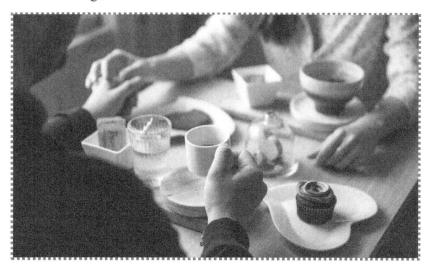

Man hat festgestellt, dass **Menschen, die sich lieben, mehr essen**. Das hat damit zu tun, dass das Glückshormon aus dem Gehirn den Darm erreicht und die Darmbakterien kitzelt, die aktiv werden, die Verdauung beschleunigen und dem Gehirn dann wiederum mitteilen, dass Essensnachschub gebraucht wird. Also das, was lecker ist und schnell wirkt, am besten Zucker, Weißmehl usw. Wir kriegen Hunger und essen, obwohl wir nicht unbedingt Hunger haben, nur weil wir verliebt und glücklich sind. Und das Gleiche passiert, wenn die Liebe weg ist und wir frustriert und unglücklich sind. **Zucker, Weißmehl und Alkohol werden wieder von den Darmbakterien gefordert, um uns zu trösten.** Der Darm spielt auch da mit. Ja, Liebe geht durch den Darm.

Essen ist das Salz und Pfeffer in der Suppe der Liebe.

Teil B

Den Darm sanieren, regenerieren, reinigen, heilen und stärken – nur mit Lebensmitteln

Wie man den Darm säubert und Darmtrümmer beseitigt

Das **Medizinzentrum** in unserem Körper kann nur dann vollständig und reibungslos funktionieren, wenn die Darmflora gesund ist und die **Darmbakterienbesiedlung im Gleichgewicht** ist.

Wenn all diese Bedingungen erfüllt sind, dann wird und unser Darm nicht nur zum Verdauungszentrum von physischen und mentalen Nahrungsmitteln, sondern auch zum Medizinzentrum.

Der Darm wird damit zu unserem Arzt, unserer Apotheke, unserer Klinik oder unserer Pharmafabrik:

☺ Der Darm bekämpft **Übergewicht** und Fett und macht den Bauch flach

☺ Der Darm versorgt uns mit guten und gesunden **Nährstoffen**, Vitaminen und Mineralien

☺ Der Darm schützt uns vor **Mangelerscheinungen**

☺ Der Darm **heilt** uns

☺ Der Darm stärkt unser **Immunsystem**

☺ Der Darm fördert den **Stoffwechsel**

☺ Der Darm schützt uns vor **Krankheiten** und Übergewicht

☺ Der Darm bekämpft **Allergien**

☺ Der Darm macht uns **potent** und feucht

☺ Der Darm erhöht unsere sexuelle **Lust**

☺ Der Darm hält uns **geistig fit** im Kopf

☺ Der Darm macht uns **glücklich** und fröhlich

☺ Der Darm gibt uns **positive Gedanken** und macht uns positiv

☺ Der Darm **motiviert** uns

☺ Der Darm entscheidet mit über unser **Liebesgefühl**, ob zwei Menschen zusammenpassen oder nicht. Denn diese Entscheidung geht nicht nur über das Herz, sie geht über den Darm

☺ und viel mehr

Bei so viel Einfluss auf die Gesundheit stellt sich natürlich die Frage, wie man es schafft, dass dieses Zentrum gesund bleibt. So gesund, dass die verschiedenen Milliarden an Bakterien, ihren Job machen. **Kann man sich seine Darmmitbewohner aussuchen? Wie sollten sie aussehen? Kann man sie gezielt ernähren?**

In diesem Teil **„Darmsanierung"** geht es darum zu zeigen, was du tun kannst, um deinen Darm gesund zu bekommen und ihn gesund zu halten. Tatsächlich kannst du deine **Darmbakterien** durch die Ernährung selektieren und gezielt beeinflussen. Man kann sogar **mit ihnen kommunizieren**.

Meine Darmreinigungstherapie ist in 2 Phasen geteilt:

Phase 1:
Eine erstmalige Reinigung

In dieser Phase wird dein Darm erst einmal gründlich gereinigt. Es ist eine Grundreinigung. Wenn man die 2. Phase nicht machen will und sich immer so ernährt, wie man will, dann ist es ratsam diese Phase 1 ein oder zweimal im Jahr zu wiederholen. Wenn du dich nach der Phase1 einigermaßen an Phase 2 hältst, dann brauchst du eigentlich nie wieder Phase 1 zu wiederholen. Vielleicht einmal alle zwei oder drei Jahre, denn die Phase 2, die eine neue Esskultur ist, reinigt, saniert, regeneriert und heilt deinen Darm schon mit deiner normalen, täglichen Ernährung.

Phase 2:
Eine ganzzeitliche und ganzheitliche Reinigung

Dies ist die kontinuierliche Phase. Eine gesamte, ganzzeitliche und ganzheitliche Ernährungsumstellung, die den gereinigten Darm regeneriert, saniert, heilt, stärkt und ihn ständig in diesem Zustand erhält.

Tipp: Wähle selbst die Intensität deiner Darmreinigung und wie gesund du dich nach der Sanierung ernährst.

DantseLogik ist eine Logik, die auf der **Freiheit und Selbst-bestimmung** über sich selbst basiert. Alles, was ich in meinen Büchern schreibe, sind nur Tipps, damit du selbst deinen Weg finden kannst. Auch bei der Darmreinigung stehst du selbst im Zentrum des Geschehens. **Du entscheidest selbst**, wie intensiv du deinen Darm reinigen willst, wie lange du es machen willst, wie oft und welche Dosis zu dir passt, um das erwartete Ergebnis zu erreichen.

Nur eines ist sicher: Ernährst du dich während und nach der Darmreinigung weiter schlecht, dann verläuft auch die Reinigung eher schlecht, weil die **schlechte Ernährung** deine Darmflora immer wieder zurück in den alten Zustand bringt und **immer wieder neue Toxine und Schlacken** gebildet werden.

Wählst du aber während der Darmreinigung eine 100% gesunde Ernährung und **nach der Darmsanierung die DNL 15/85**, wirst du es kaum noch nötig haben, die Darmsanierung extra durchzuführen, denn sie wird bei deiner ganz normalen Ernährung schon stattfinden.

Die Darmreinigung erfordert Zeit und Anstrengung. Mit DNL 15/85 aber ist die Darmreinigung und -sanierung in deine Ernährung integriert. Jede Mahlzeit, die du zu dir nimmst, ist auch gleichzeitig eine Reinigung. **Jede Mahlzeit stärkt deine Darmflora** und lässt gute Bakterien immer die Oberhand haben. Jeden Tag sanierst du deine Darmflora und lässt Krankheitserregern kaum eine Chance sich in deinem Darm niederzulassen.

4.

Der gesunde Darm heilt: Überraschende Heilungserfolge nach einer Darmsanierung

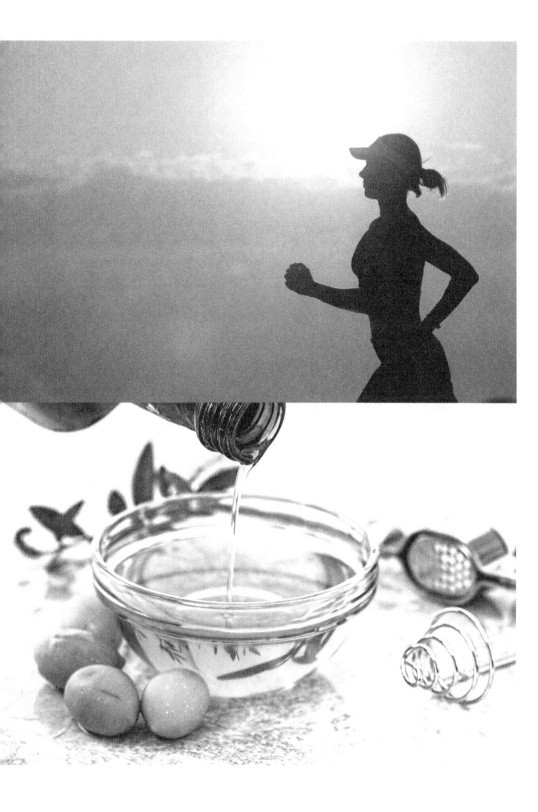

Mehr als 80% deines Immunsystems sitzt in deinem Darm. Wenn dein Immunsystem geschwächt ist, riskierst du, mehrere Krankheiten zu entwickeln, also **ist dein Bauch der Ort, an dem der Kampf beginnt**.

Du kannst nur so gesund sein wie es dein Darm ist. Wenn dein Darm krank ist, ist es schwierig auch medikamentöse Behandlungen erfolgreich durchzuführen. Ein gesunder Darm hingegen kann Wunder erbringen, wie die folgenden Geschichten von einigen meiner Klienten zeigen.

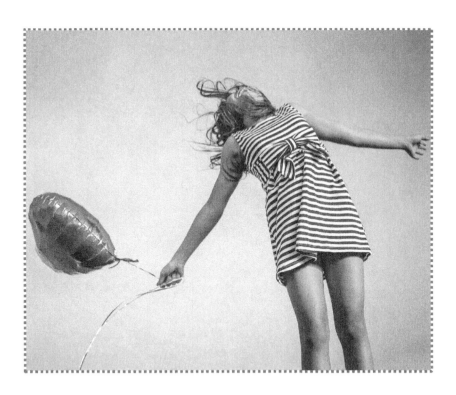

4.1 Darmreinigung beseitigte nach fast zwei Jahren schmerzhaften Sex und chronische Blasenentzündung

Eine Kundin kam zu mir und erzählte, sie habe seit 18 Monaten eine chronische Blasenentzündung und beim Sex große Schmerzen. Sie habe schon viele Medikamente genommen und die Entzündungen käme immer wieder. Sie achte sehr auf Hygiene und auf die richtige Art von Unterwäsche. Es helfe nichts. Man stellte **Darmbakterien in ihrer Scheide** fest. Ihr Frauenarzt konnte ihr nicht helfen. Ich schlug ihr vor, keine Medikamente mehr zu nehmen, bis wir ihren Darm gereinigt, saniert und wiederaufgebaut hatten. Nach nur **3 Wochen DNL 15/85** waren die Schmerzen fast weg. Nach 5 Wochen waren die Darmbakterien aus ihrer Scheide verschwunden und sie war gesund. Ihr Darm war dadurch krank geworden, dass ihre Darmwand durchlässig geworden war. So gelangten die Bakterien in ihren Körper oder aber sie hatte sich diese Bakterien durch schlechtes Abwischen des Pos eingefangen, aber ich tendiere zu ersterem. Denn **nach der Darmsanierung war das Problem weg**. Anhand ihres Ernährungsprofils, das wir gemeinsam erstellten, hatte ich schnell erkannt, woher ihr Problem kommen könnte.

4.2 Magen-Darmprobleme: Spiegelungen verschlimmerten die Symptome, während eine Darmsanierung half

2016 kam ein Klient zu mir, wie immer aus Not, weil, er nicht mehr wusste, was er machen sollte. Er sagte mir: „Es blieb mir nur den Weg zu der afrikanischen Methode". Ganz ehrlich fügte er hinzu: „Ehrlich gesagt, und es hat nichts mit Ihnen zu tun, ich habe so ein komisches Gefühl dabei, hier zu sein. **Wie kann die afrikanische Methode schaffen, was Ärzte und Fachleute nicht geschafft haben?**"

Ich antwortete ihm: „Das frage ich mich auch. Schauen wir doch einfach, wie und ob die afrikanisch inspirierte Methode dir helfen kann."

Er stellte mir sein Leiden vor. Seit Jahren litt er an **Magen- und Darmproblemen mit allem Drum und Dran**. Er hatte manchmal so starke Schmerzen, dass er weinen musste. Ich ging davon aus, dass seine anderen Krankheiten wie Migräne, ständige Kopfschmerzen, Depressionen, Aggressivität, Antriebslosigkeit und viel mehr sich als Folge der Magen- und Darmprobleme entwickelt hatten. Er bekam viele Medikamente aber nichts half. Auch Abführmittel zur Darmentleerung brachten nichts. Nach einer ersten Darmspiegelung wurde es nur noch schlimmer. Auch eine zweite Spiegelung **verschlimmerte das Problem**: Krämpfe, Schwindel, noch depressivere Stimmung, starker Mundgeruch, Schlafstörungen, Zittern, Konzentrationsschwäche, Herzschmerzen, Schwäche, Muskelschwund, Schaum im Stuhlgang, starke Verstopfung, viel Luft im Bauch und und und. Er fing schon an zu halluzinieren und landete nach einer Google-Suche bei mir.

Ich bin kein Arzt, der Diagnosen erstellt. Das ist klar. Die Leute kommen zu mir und wissen oft, was los ist, und was Ärzte gesagt haben. Das macht meine Coachingarbeit viel einfacher.

Was mich sehr erstaunte war, dass kein Arzt der Schulmedizin sein psychisches und –vor allem – sein Ernährungsprofil erstellt hatte. **Ich verstehe nicht, warum Ärzte sich schwertun, den Menschen als Ganzes zu sehen** und das Leben des Patienten gründlich zu analysieren. Es war so eindeutig klar, wo das Problem lag. Mit dem Ernährungsprofil konnte ich schon einiges erahnen. Ich riet dem Klienten zuerst nur für einen Monat, DantseLogik zu folgen und in dieser Zeit nur Medikamente zu nehmen, wenn es wirklich nötig war. Während der Zeit sollte er ständig von seinem Hausarzt kontrolliert werden. **Er hatte Glück, dass sein Arzt kein Problem darin sah**, dass sein Patient mit mir arbeitete. Er unterstützte dies, als er mir zuhörte und wusste, wie ich verfahren wollte. Er sah darin wie er sagte „kein Problem, denn es kann nicht schaden, was Sie da vorhaben. Sie verschreiben keine Medikamente".

Gestärkt fingen wir mit unserem Coaching an. Mein Klient verzichtete zwei Wochen lang auf bestimmte Lebensmittel, die ich

127

in Kapitel 6.1 „Die Öl-Kur" vorstelle. Danach machten wir eine **gemischte Darmreinigungskur**: Zuerst einen Darmeinlauf und dann eine **Öl-Kur** mit einer strikten Ernährungsumstellung. Da der Mann nur im Büro arbeitete – er fing um 7 Uhr an und arbeitete bis 20 Uhr in seiner Firma durch – verdonnerte ich ihn dazu, jeden Tag in der Mittagspause **30 Minuten spazieren zu gehen**. Der Spaziergang zielte auf doppelte Wirkung: Bewegung und Sonne tanken. Wir brauchen die Sonne, damit die Darmfunktion gut ablaufen kann (siehe Kapitel 9 „Der Darm braucht Vitamin D"). Mein Klient war zu selten in der Sonne und bewegte sich kaum. Die Ärzte hätten dies erkennen müssen, auch wenn er nicht übergewichtig war.

Die Öl-Kur dauerte bei ihm 6 Wochen und es ist wirklich erstaunlich, welche Wunder der Körper imstande ist, in dieser kurzen Zeit zu vollbringen. Nach nur zwei Wochen verschwand die Hälfte seiner Beschwerden. **Nach 6 Wochen war er fit und nach drei Monaten war er gesund**, befreit von seinem Leid, das ihn seit mehr als 2 Jahren verfolgt hatte. All das nur mit einer gezielten und angepassten Darmsanierung und einer Veränderung seines Lebensstils.

Ich fand das **Verhalten seines Arztes super**. In diesen drei Monaten war er immer bereit, mit mir zu reden und gab mir auch tolle Tipps. Wir tauschten uns sehr viel aus. Ich arbeite mit vielen Medizinern, die neugierig sind und wissen wollen, wie meine Methode funktioniert, aber er war fantastisch. **Ich lernte viel von ihm** und das half mir meine Logik weiter voranzubringen.

128

4.3   In nur 6 Wochen Öl-Kur verlor sie 8 Kilo

Eine Frau kam zu mir wegen ihres Gewichts und Autoimmun-Beschwerden. Sie beklagte sich, dass sie nicht mehr abnehme, seit ihre **Schilddrüsenstörung mit Antibiotika behandelt** wurde. Sie täte alles und hungere häufig, verliere aber kein Kilo. Dadurch käme es, dass sie **dauerhaft Hunger** habe. Sie kriege kein Sättigungsgefühl mehr und könne den ganzen Tag lang nur essen. Diese Situation intensiviere sich durch die Frustration nach jeder nicht gelungenen Diät-Phase. Nach ärztlichen Untersuchungen sei alles mit ihr und in ihr in Ordnung.

Ich fragte sie, ob sie ihre Darmflora nach den zahlreichen und langen Antibiotika-Phasen wiederhergestellt habe. Sie antwortete mir, dass sie nicht gewusst hatte, dass sie dies tun sollte, und ihr Arzt hätte kein Wort dazu verloren.

Ich schlug ihr vor, dass wir erst damit anfangen würden den **Darm zu reinigen**, zu sanieren, ihn sich regenerieren zu lassen und ihn nachhaltig durch eine strenge Ernährungsumstellung und einen neuen Lebensstil zu stärken. Es reichte bei ihr die Öl-Kur, wie unten beschrieben, mit vollem Bauch (siehe Kapitel 6.1 „Die Öl-Kur"). **Täglich bewegte sie sich mindestens 30 Minuten** an der frischen Luft und machte 10 Minuten lang kleine, sehr leichte Muskelaufbau-Übungen. Mal ging sie joggen, mal walken, mal nur spazieren, und manchmal sprang sie Trampolin.

Nach nur sechs Wochen geschah, was sie ein Wunder nannte: Sie verlor über 8 kg, ihre Pickel waren alle weg, ihre Allergie gegen X (man wusste nicht wogegen) verschwand, ihre Haut wurde erneuert, **ihre Laune war zu 120% besser** und ihre ständige Antriebslosigkeit war verschwunden. Endlich hatte sie genug Energie und mittlerweile ist sie eine sehr aktive Joggerin geworden und bereitet sich sogar auf den New-York-Marathon vor.

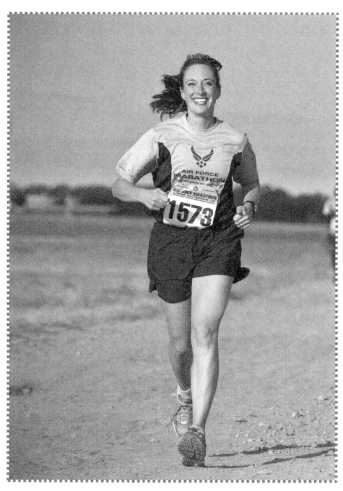

4.4 Eine Jamaika-Koalition im Darm ist besser als eine große Koalition oder eine Einzelregierung

In unserem Darm ist multikulti und Vielfalt die große Chance. Mit seinen über 10.000 Bakteriengattungen und Milliarden von Bakterien schafft der Darm das, was die Menschen nicht schaffen. Nämlich, dass **sie alle für sich und gleichzeitig miteinander leben**. Dieses gute Nachbarschaftsmiteinander und das Zusammenleben in dem jedes Bakterium seinen Job macht und das gesunde und natürliche Gleichgewicht respektiert wird, ist vital für unsere Gesundheit. **Jede Bakteriengattung erfüllt eine ganz bestimmte Mission und vertritt ein ganz bestimmtes Interesse für den Körper.** Eine gute Koalition mit anderen Bakterien, die andere Missionen haben und andere Interessen vertreten, ist sehr wichtig, damit das ganze Land (Darmflora) erfolgreich zum Wohlstand aller (Körper) regierungsfähig ist.

Je ähnlicher die Regierungsmitglieder, desto schlechter ist es für das Land, da nur bestimmtes Interesse und bestimmte Missionen erfüllt werden. Deswegen ist eine Einzelregierung oder eine große Koalition nachteilig, eine Jamaika-Koalition hingegen, in der viele Parteien, die alle verschiedene Interessen vertreten, zusammenkommen, **das Beste, was der Darm sich**

131

vorstellen kann. Er braucht sie alle, um seine Mission erfolgreich zu erfüllen. Grundsätzlich gilt: Je bunter die Koalitionspartner im Darm sind, desto gesünder, fitter und fröhlicher sind wir.

Im Fall des Darms und unserer Gesundheit ist eine Jamaika-Koalition wirklich viel besser als eine große Koalition oder eine Einzelregierung. **Je mehr Bakteriengattungen im Darm vertreten sind, desto gesünder ist die Darmflora** und desto fähiger ist der Darm, seine Mission und Pflichten zu erfüllen.

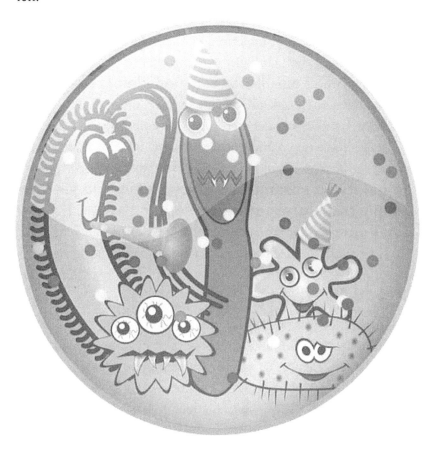

5.

70% dieser Lebensmittel solltest du meiden, damit sind 70% der Reinigung des Darms getan

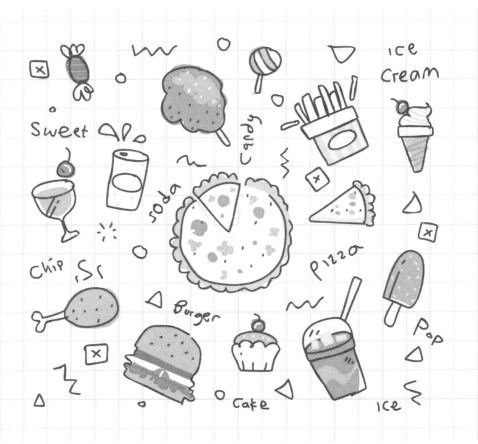

Sweet

Chip

Sr

Candy

soda

Burger

Cake

Pizza

ice
Cream

Pop

ice

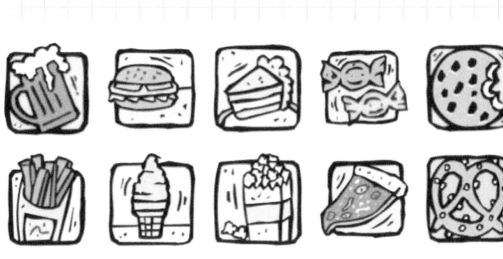

Die Zahl 70% ist nur eine Orientierung, um zu zeigen, wie gefährlich und negativ diese Lebensmittel sind, da sie die **Darmflora angreifen** und am Ende zerstören.

Vermeide folgende Lebensmittel, bzw. iss sie nur ab und zu, nach dem DNL 15/85 Gesetz, und **dein Darm regeneriert sich** fast von allein und du verlierst Kilos ohne Diät:

☹ **Zucker, Süßigkeiten aller Art** und sämtliche Produkte, die Zucker enthalten. Zu viel Zucker fördert den Gärungsprozess im Darm. Süßstoffe und künstliche Zucker sind ebenfalls säurebildend. Grundsätzlich sind alle zucker- und milchzuckerhaltigen Lebensmittel mit Vorsicht zu verzehren: Zucker bindet Calcium und Thiamin (Vitamin B1), diese werden dadurch dem Körper entzogen und ausgeschieden.

☹ **Süßungsmittel** wie Dicksäfte, aber auch Honig

☹ **Speiseeis**, auch Wasser-, Soja- und Joghurteis – Ausnahme: basisches Eis

☹ Alle **fettarmen Produkte und Diät** Produkte sowie Light-Nahrungsmittel und Nahrungsergänzungsmittel

☹ Getreideprodukte aus **Auszugsmehlen** (Weißmehl, Back- und Teigwaren wie Kuchen, Gebäck, süße Teilchen, Nudeln etc., manche Frühstückscerealien wie z. B. Cornflakes, Fertigmüslis, Crispies, Crunchys etc.)

135

☹ **Milch und Milchprodukte** (Milch, Sahne, Quark, Joghurt, Kefir und alle Käsesorten, auch von Schaf und Ziege; gerade auch alle fettarmen Milchprodukte)

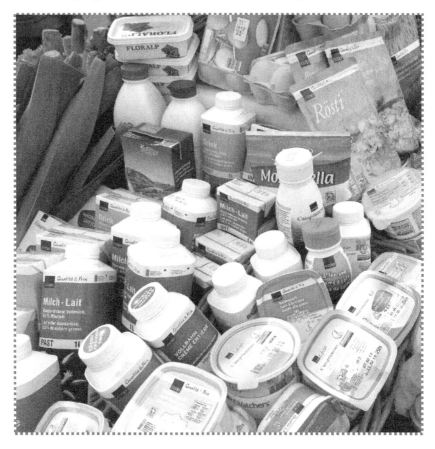

☹ Konventionell gezüchteter **Fisch**, Räucher- oder Dosenfisch oder Meeresfrüchte aus verseuchtem Gewässer

☹ Lebensmittel, die viel **tierisches Fett** enthalten, zum Beispiel Butter und Margarine

☹ **Konventionelle Fleischwaren** fördern Entzündungen. Schinken, geräuchertes Fleisch, Speck, Fleischkonserven, Salami und alle anderen kommerziell verarbeiteten Wurst- und Fleischprodukte, die verschiedene natriumhaltige Konservierungsmittel und Stabilisatoren enthalten, vorgekochte Fleisch- und Fischspezialitäten (in Dosen oder tiefgefroren). Fleisch aus konventioneller Landwirtschaft ist zudem mit Chemikalien belastet

☹ Stark verarbeitete **Sojaprodukte** (insbesondere das texturierte Sojaprotein, das mit TVP abgekürzt wird und in getrockneter Form als Grundlage für Hackfleischersatz, Gulaschersatz o. ä. angeboten wird)

☹ Produkte aus **Gluten** (Seitan), z. B. vegetarische Würste, Aufschnitt, Bolognese o. ä.

☹ **Fastfood aller Art**: Hamburger, McDonald's, Döner, Gyros, asiatisches Fastfood, panierte Fischprodukte (Backfisch), Pommes, Bratwurst, Pizza, Schnitzel, usw.

☹ **Fertigprodukte** aller Art, insbesondere solche aus konventioneller Erzeugung

☹ **Softdrinks** (z. B. Limonade, Cola etc.), Fruchtsäfte aus Konzentrat, Isodrinks, Proteindrinks, Milchshakes, Drinks zum Abnehmen etc.

☹ **Kohlensäurehaltige Getränke** wie Cola, aber auch Wasser, besonders aus Plastikflaschen. Auch Chlor im Wasser schadet.

137

- ☹ **Tee** (schwarzer Tee, Früchtetee, Eistee etc. Lediglich Kräutertees sind basisch, ja sogar hochbasisch)

- ☹ **Alkohol** und alkoholhaltige Produkte

- ☹ **Kaffee**, Instant- und koffeinfreier Kaffee und koffeinhaltige Produkte. Zu viel Kaffee erhöht den Bakterienbestand bis zu über 100%

- ☹ Regemäßig **kalte** Gerichte

- ☹ **Zusatzstoffe**: künstliche Lebensmittelzusatzstoffe, Pestizidrückstände in Lebensmitteln (sie wirken schon bei kleinster Dosis)

- ☹ Geröstete oder gesalzene **Nüsse**, Erdnussbutter

- ☹ **Fertigsaucen**: Ketchup, Senf, Salatdressing, Marinaden, Mayonnaise

- ☹ **Sauerkonserven** und **Essig**

Säuerliche Lebensmittel müssen reduziert werden. Sie führen zur Übersäuerung des Darms mit gravierenden Folgen für die Darmflora. Sie sind die Ursache vieler chronischer Krankheiten und Beschwerden.

138

6.

Einmalige gründliche Darmreinigung

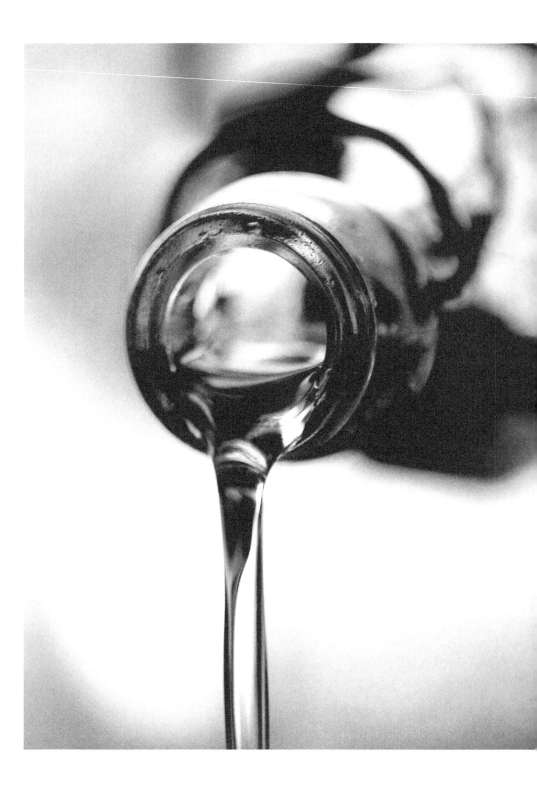

Eine einmalige Darmreinigung ist gut, wenn man den Darm lange nicht gereinigt hat, wenn er krank ist, wenn man eine Ernährungsumstellung vorbereitet oder man ständig krank ist und die **Heilung unterstützen** möchte.

Es gibt mehrere Methoden, um die einmalige gründliche Reinigung natürlich durchzuführen ohne Medikamente oder irgendwelche gekauften Naturprodukte. Ich stelle dir zwei davon vor, die ich als sehr effektiv empfinde. Selbstverständlich gibt es zahlreiche andere wirksame natürliche Methoden.

Eine gründliche Reinigung muss mindestens einen Monat lang dauern!

Nachdem du diese einmalige Reinigungsaktion gemacht hast, ist es ratsam, von nun an nach der **DNL 15/85** zu leben, damit dein Darm nie wieder krank wird und damit du, genau wie ich, geistig und körperlich gesund und fit bist und bleibst, ohne Arzt und ohne Medikamente.

6.1 Die Öl-Kur

Auf folgende Dinge verzichtest du 2 Wochen, bevor du anfängst, während der 4-wöchigen Reinigungs-Kur und 4 Wochen nach der Kur:

☹ alle Arten von **Milch**produkten

☹ raffinierte und künstliche **Zucker** aller Art, auch Süßstoffe

☹ **Alkohol** und Süßgetränke aller Art, auch kohlensäurehaltiges Wasser und Getränke (Cola, Fanta…) sowie Saftschorlen, Apfelsaft, Orangensaft usw.…

☹ schwarzen **Tee**, Früchtetee, Eistee. Nur Kräutertee kannst du zu dir nehmen.

☹ **Müsli**

☹ Nudeln, **Weißmehl** und Vollkornmehlprodukte aller Art

☹ **Wurstwaren**

☹ **Fertiggerichte**, Pizza, Dosenessen, Fastfood, Ketchup, Mayo, Salatsauce

☹ **Zigaretten**

☹ **Tabletten**, wenn diese nicht eingenommen werden müssen. Zuerst den Arzt fragen.

Die **Darmreinigung mit Öl** machst du drei bis vier Mal in diesem Monat, jeweils nur einen Tag. Um den Darmbereich vollständig zu reinigen, sind mehrere Wiederholungen des Öl-fastens notwendig, deswegen kannst du es bis zu vier Mal und nach Bedarf sogar mehrfach und länger machen.

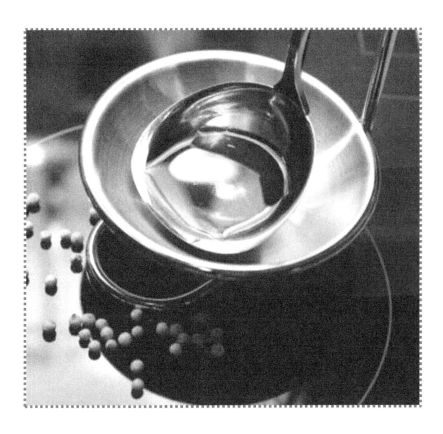

**Die Öl-Kur wird alle 7-10 Tage wiederholt
(ca. einmal pro Woche)**

Immer sehr früh morgens **gegen 5 Uhr** (wirklich nüchtern ab 22.00 Uhr am Vortag) nimmst du auf leeren Magen (d.h. wirklich nüchtern – seit 22 Uhr am Vorabend kein Essen mehr):

☺ 2 bis 4 Löffel eines guten pflanzlichen **Öls** wie Olivenöl oder Erdnussöl (je nach Alter und Gewicht)

☺ 2 Esslöffel frisch gepressten **Zitronensaft** oder Grapefruitsaft

Danach 6 bis 10 Stunden nichts essen.

Während der Zeit ab und zu trinken. 1 bis 2 Gläser Traubensaft, Apfelsaft oder Ananassaft, sonst nur WASSER oder Wasser mit Ingwer oder Zitrone. Trinke nur so viel, wie du Durst hast. Keinen Tee, nichts Warmes.

Nach 6-10 Stunden etwas Suppe (leichte Suppe) und Obst essen (keine Banane).

Nach ca. 3-5 Stunden, spätestens um 20 Uhr das Abendessen zu dir nehmen. Etwas Leichtes, aber vollwertiges wie Reis und Gemüse reicht.

Den Abend abschließen mit Obst: Apfel, Bio-Weintrauben, Ananas oder Papaya. Keine Banane.

Ab der **zweiten Woche** (ab dem zweiten Öl-Kurtag): Öl immer mit ½- bis 1 Teelöffel Salz nehmen. Nach 2 Stunden einmal trinken. Am besten viel frischen Ingwer-Tee.

Generell gilt:

Nimm in diesen 4 Wochen immer nur ein leichtes Mittag- und Abendessen zu dir unter Ausschluss von den Lebensmitteln auf der oben aufgeführten Liste. Dann aber so viel, wie du willst.

Suppen und Gerichte mit viel Öl sind gut. Dabei immer viel **Ingwer**, sehr viel **Knoblauch** und **Zwiebeln**, und frische Habanero-**Chilis** verwenden. Zum Nachtisch gibt es nur Obst: Apfel und Bio-Weintrauben, Ananas oder Papaya.

Getränke: **nur Wasser**. Wenn es sein muss gelegentlich Traubensaft, Apfelsaft oder Ananassaft.

Täglich mindestens **30 Minuten Bewegung** an der frischen Luft gehört dazu.

WICHTIG:

In diesen 4 Wochen gibt es kein kaltes Essen am Abend, also kein Abendbrot.

Im Prinzip kannst du jedes kaltgepresste, hochwertige Speiseöl verwenden. **Erdnuss-Öl** wird sehr oft in Afrika benutzt.

Die **Menge des Öls**, die abführend wirkt, ist unterschiedlich. Wenn am ersten Tag nichts passiert, wiederhole das Ganze den nächsten Tag mit mehr Öl.

An den Kur-Tagen frei nehmen und die Toilette freihalten

Nach vier Wochen ist die Kur fertig. Wenn du willst, kannst du die Ernährung genauso beibehalten wie während der Kur und einfach so weiterleben.

145

Wenn es dir schwerfällt, weiter auf die Lebensmittel auf der Liste zu verzichten und du manchmal Lust auf Eis, Pommes, Schinken, Hamburger, Kuchen, Zucker usw. hast, ist das kein Problem. Es ist auch okay. In dem Fall ist DNL für dich da. **Ernähre dich von nun an nach DNL 15/85**. Das bedeutet:

Bis zu **15%** von dem, was du zu dir nimmst, können Lebensmittel sein, die auf der Liste stehen. Iss zu 15% das was du willst von den **ungesunden Lebensmitteln**.

Zu **mindestens 85%** ernährst du dich nur nach den Ernährungshinweisen in Kapitel 7 „Ganzzeitliche und ganzheitliche kontinuierliche Darmreinigung und -sanierung". Diese Lebensweise habe ich auch detailliert in meinen Büchern „Gesund und geheilt mit der Lebensmittelapotheke (ISBN 978-3-946551-16-7) „Abnehmen mit Charme" (ISBN 978-3-946551-48-5) und „DAINU-Vegan: Das Referenzbuch der veganen Ernährung für Fleischliebhaber" (ISBN 9783-946551-97-3) vorgestellt.

> **Wenn du all das gemacht hast, wirst du selbst sehen, wie viele Kilos, Beschwerden und Krankheiten schon von allein verschwinden.**

Gut wäre, wenn du während der Kur **Säfte aus bitterem Gemüse mit Zimt und Koriander** trinkst. Gemüse pürieren und in Wasser stehen lassen – 1 kg Gemüse = 2 l Wasser – und nach einer Stunde anfangen zu trinken. Morgens, mittags und abends jeweils eine halbe Tasse reicht. Nicht in den Kühlschrank stellen. Das reinigt nicht nur, sondern regeneriert ganz tief und liefert sehr viele Nährstoffe.

6.2 Der Darmeinlauf, die Darmspülung

Der Einlauf – das Einleiten einer Flüssigkeit über den After in den Darm – ist ein **wichtiger Bestandteil einer Darmsanierung**, der auch bei der Heilung von Krankheiten durchgeführt werden kann. Die Darmspülung hilft nicht nur den Darm zu entlasten, zu leeren und zu reinigen, sie führt auch bei vielen Krankheiten zu Erleichterung. Die Darmspülung mit Einlauf kann die Wirkung der anderen Art der Darmkur enorm verstärken.

Ein Darmeinlauf spült Kot, Kotreste, schädliche Mikroorganismen, Krankheitserreger und toxische Substanzen aus dem Darm. Die Darmspülung durch Einlauf hilft, stattfindende gärende, faulende und **Toxin-bildende Prozesse zu unterbrechen**. Die Gifte werden mit dem Wasser aus dem Körper gespült, was die Darmflora reguliert, die Regeneration der Darmschleimhaut fördert und das Immunsystem entlastet.

Wie bei jeder Darmreinigung zwei Wochen vor, während und vier Wochen nach dem Darmeinlauf verzichten auf:

☹   alle Arten von **Milch**produkten

☹   raffinierte und künstliche **Zucker** aller Art, auch Süßstoffe

☹ **Alkohol** und Süßgetränke aller Art, auch kohlensäurehaltiges Wasser und Getränke (Cola, Fanta…) sowie Saftschorlen, Apfelsaft, Orangensaft usw.…

☹ schwarzen **Tee**, Früchtetee, Eistee. Nur Kräutertee kannst du zu dir nehmen.

☹ **Müsli**

☹ Nudeln, **Weißmehl** und Vollkornmehlprodukte aller Art

☹ **Wurstwaren**

☹ **Fertiggerichte**, Pizza, Dosenessen, Fastfood, Ketchup, Mayo, Salatsauce

☹ **Zigaretten**

☹ **Tabletten**, wenn diese nicht eingenommen werden müssen. Zuerst den Arzt fragen.

Welche Geräte sind nötig?

Es gibt viele Geräte für einen Einlauf. Am einfachsten geht es, wie man es in Afrika tut, mit einer Pumpe. Besonders geeignet ist diese für kleine Kinder.

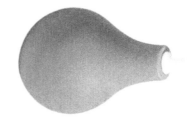

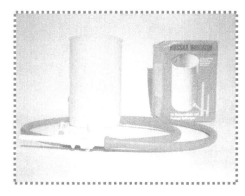

Eine andere Möglichkeit ist ein Irrigator-Set, wie man es online bei verschiedenen Anbietern bestellen kann.

(c) SVI-Helmut via wikimedia commons

Welche Einlauf-Flüssigkeit ist nötig?

Es gibt sehr viele Arten von Flüssigkeiten und es hängt auch von deinem Gesundheitszustand und wie oft du deinen Darm in der letzten Zeit gereinigt hast ab.

Allgemein schlage ich nur ein **lauwarmes Ingwerwasser mit Salz und Zitrone** (oder ein bisschen Essig) vor. Diese Mischung hat einen Vorteil: sie löst auch Kalk und böse Fette entlang der Darmwand auf und spült sie mit raus.

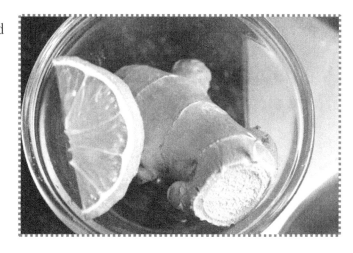

149

Flüssigkeitsmenge

In der Literatur und nach Erfahrungen aus Afrika sind folgende Mengen zu empfehlen. Du wählst je nach deiner körperlichen Konstitution die richtige Menge:

☺   Säugling: 30 - 100 ml

☺   Kleinkind: 250 - 7000 ml

☺   Schulkind: 500 - 1.000 ml

☺   Jugendliche: 1.000 - 2000 ml

☺   Erwachsene: 2000 - 3000 ml

Flüssigkeitsmengen variieren von Person zu Person und sind vom Alter, Gesundheit und Konstitution des Menschen abhängig. Wenn es mit einer bestimmten Menge kein Ergebnis gibt, musst du das nächste Mal die Menge erhöhen. Du kannst auch über die oben genannte Menge hinausgehen. **Bei Unsicherheit ist es ratsam seinen Arzt zu fragen und sich von ihm beraten zu lassen.**

Wie häufig macht man einen Darmeinlauf?

Das variiert, je nachdem wie dein Zustand ist und wann du die Darmreinigung das letzte Mal gemacht hast. Du kannst einen Einlauf **zwischen 1 und 4 Mal im Monat** (jede Woche einmal) machen. Nach dem vierten Mal sollte der Darm sich erst einmal beruhigen und du solltest ihn nun regenerieren und sich stärken lassen.

Ein Darmeinlauf hilft und ist gut für die Gesundheit, aber es ist Vorsicht geboten bei:

- ☹ Baucherkrankungen und Unterbaucherkrankungen, z.B. Appendizitis oder Peritonitis

- ☹ Darmerkrankungen wie Morbus Crohn

- ☹ gastrointestinalen Blutungen

- ☹ Hämorrhoiden

- ☹ nach einer Bauchoperation

- ☹ Scheidenfisteln

- ☹ Tumoren im Bauch

7.

Ganzzeitliche und ganzheitliche kontinuierliche Darmreinigung und -sanierung durch folgende Ernährungsweise

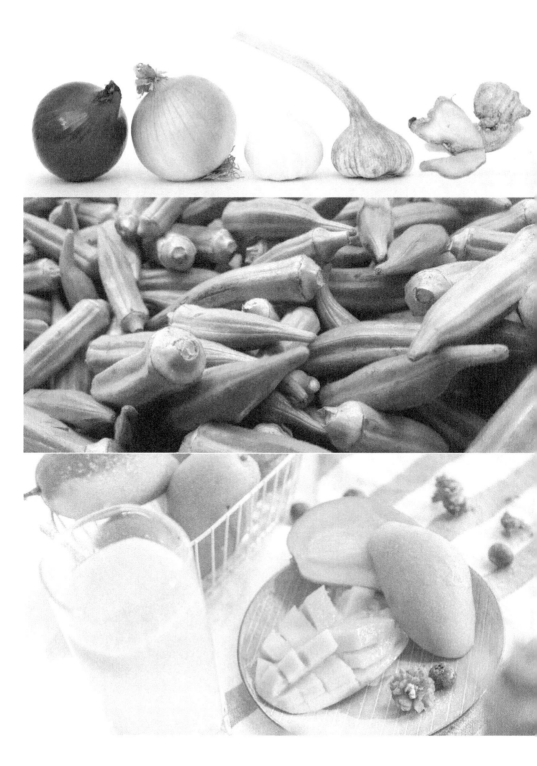

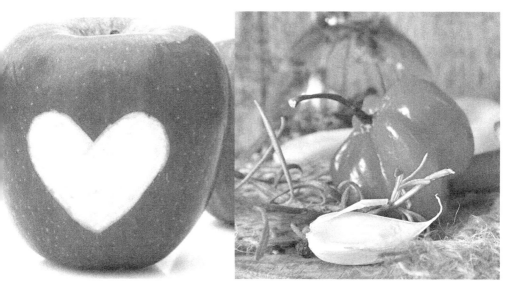

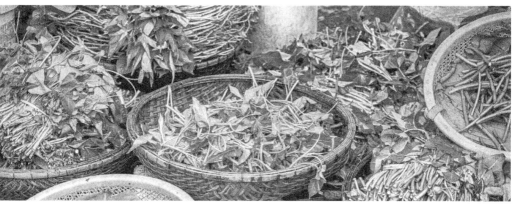

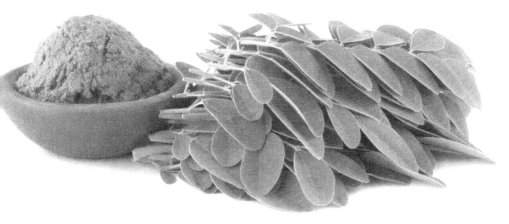

Der Tod oder das Leben sitzen im Darm

Die Tipps, die ich dir hier gebe, helfen dir, deinen Darm ohne große Therapie zu reinigen, zu sanieren, zu stabilisieren und zu stärken. Er wird und bleibt immer gesund. Diese Tipps sind vorbeugend, heilen den Darm aber auch, wenn er schon krank ist.

Eine gesunde Darmflora ist die **erste Voraussetzung für die Gesundheit**, für die Krankheitsbeseitigung und Krankheitsvorbeugung. Der Darm bestimmt einerseits, wie die Nahrung, Mineralien und Vitamine verwertet werden, und anderseits, wie Gift-, Schad- und Abfallstoffe den Körper verlassen. Daran erkennt man schon, wie wichtig der Darm und die Funktionalität des Verdauungssystems für einen gesunden Körper und Geist sind.

Jegliche **Regeneration, Entgiftung und Heilung** beginnt im Darm, das bedeutet, über die Ernährung. Genauso wie das Abnehmen. Diese Erkenntnis hat eine zentrale Bedeutung in der afrikanischen Medizin. Unser Darm ist von Bakterien, Archaeen und Eukaryoten besiedelt und die Nahrung hat einen großen Einfluss auf diese Besiedlung. Welche Bakterien in welcher Menge den Darm besiedeln, hängt zum großen Teil von unserer Ernährung ab. Stimmt ihre Mischung nicht, dann werden unsere Abwehrkräfte geschwächt und die Folge ist, dass wir nicht mehr genügend Vitalstoffe aus der Nahrung aufnehmen und die Verdauung nicht mehr gut funktioniert. Dadurch wird der Darm zum Krankheitsherd.

An der Darmflora kann man sogar erkennen, ob ein Kind gestillt wurde oder die Flasche bekam.

Um gesund zu sein und zu bleiben, ist eine gesunde Flora und Darmschleimhaut erforderlich

Ist der Darm nicht in Ordnung, ist kaum Heilung durch Lebensmittel oder natürliche Heilmittel möglich, denn im Darm findet die Aufspaltung, Verarbeitung und Aufnahme von Nährstoffen statt und von dort werden sie dann im ganzen Körper verteilt.

Viele Krankheiten wie Allergien, Rheuma, chronische Entzündungen, Diabetes, Kopfschmerzen, Müdigkeit, Akne, Migräne, Bauchschmerzen, Übergewicht und sogar Krebs können allein mit einem gesunden Darm vermieden bzw. erfolgreich bekämpft werden.

Glücklicherweise geht eine Darmreinigung, -Stabilisierung und -Stärkung ganz einfach und man braucht dafür weder einen Arzt oder einen Heilpraktiker noch sonstige Therapeuten.

Die Darmreinigung entfernt Parasiten, Pilze, Gifte, Kalk, Schlacken und Fettreste und ermöglicht dann, dass **die guten Bakterien entstehen**, die für die Verdauung und Verarbeitung von Lebensmitteln und für den Transport von Nährstoffen und Vitaminen durch den ganzen Körper zuständig sind.

157

Man kann den Darm nur durch eine **gute und gesunde Ernährung**, mit genügend Öl, gesundem Fleisch, vielen frischen Kräutern und Gewürzen, basischen und bitteren Lebensmitteln und in normalen Maßen (nicht übertreiben) Obst gleichzeitig reinigen, stabilisieren, stärken und heilen.

Eine tiefgreifende Sanierung kann Monate dauern, besonders, wenn man sich viele Jahre schlecht ernährt und sich nie um seinen Darm gekümmert hat. Nach einer einmaligen gründlichen Reinigung des Darms – die mindestens einen Monat dauern soll – geht es nun darum, den Darm zu sanieren, zu regenerieren, zu stärken und diesen **Zustand langfristig zu erhalten**, ohne dass es nötig ist extra eine weitere Darmreinigung durchzuführen.

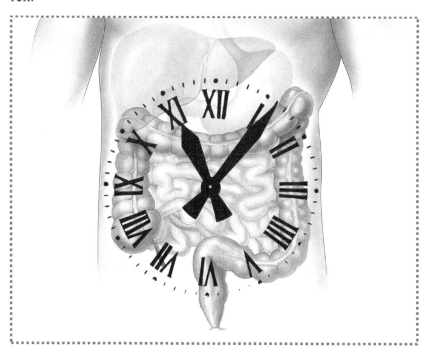

DNL 15/85, Dantse Nutritional Logic, ermöglicht es dir dieses Ziel zu erreichen. Und das mit vollem Appetit, ohne Medikamente, ohne Probiotika. So schaffst du es am einfachsten und am gesündesten.

Mit DNL kannst du auf einfache und wirkungsvolle Weise deinen Darmtrakt und das Verdauungssystem **ganzheitlich und ganzzeitlich** reinigen, sanieren, stärken und heilen. Du musst nur deine Ernährung umstellen: Deine tägliche Ernährung muss zu mindestens 85% aus den unten genannten Lebensmitteln bestehen Dein Darm wird ständig und kontinuierlich bei jeder Mahlzeit automatisch gereinigt, genauso wie Nieren und Leber. Deine Organe und das Gehirn werden gesund und bleiben es auch, und auch deine Gesundheit wird wesentlich verbessert. Auch in dem Fall, dass du doch einmal krank wirst, wird dein Körper schnell reagieren und seine Heilsoldaten wecken, damit der Körper selbst die Krankheit bekämpfen kann.

Achtung:
Allein der Verzicht auf Gluten und kaseinhaltige Lebensmittel bringt nichts, wenn die Darmflora krank ist.

Die folgenden Kapitel zeigen dir, wie du dich täglich ernähren solltest.

159

7.1 Gekochtes, lauwarmes Essen ist besser für den Darm als „Abendbrot" (kaltes Essen)

Es ist nicht gleichgültig, ob man die Speisen lauwarm oder kalt isst. Je nach der der Tageszeit ist es genau abzuwägen, ob man warm oder kalt ist.

Das Essen sollte der menschlichen Körpertemperatur, also etwa 36 Grad, entsprechen. Mittags und abends warm, dazwischen kann man etwas Kaltes essen. **90% des Essens sollte warm und gekocht sein**. Warm bedeutet nicht heiß.

Die Naturvölker und die Menschen in Afrika und in Asien haben dieses Geheimnis schon immer gekannt: **Morgens warm essen** hilft dem Körper, sofort in Wallung zu kommen, den Darm schneller zu wecken und die Bakterien früher ihre Arbeit anzufangen zu lassen, damit der **Kreislauf in Schwung** gebracht werden kann. Kalorien in Wärme umzusetzen, beugt dem Hungergefühl vor und regt den Stoffwechsel schneller an. Die Verdauung ist einfacher.

Warmes Essen **entkrampft und entspannt** den Darm (Nerven und Darmmuskeln) und wirkt schmerzlindernd z.B. bei Menstruationsschmerzen, Bauchschmerzen, Migräne usw.

Es ist sehr gut für den Darm, wenn man am Abend frisch kocht. **Abendbrot ist nicht gut für den Darm und seine Flora**. Abendbrot mit kalter Butter, Käse, Schinken, Wurst und Marmelade (enthält min. 50% Zucker) verschiebt das Gleichgewicht der Bakterien im Darm. Die schlechten Bakterien übernehmen die Oberhand.

Viele Menschen haben Schlafstörungen, weil sie abends nichts Gekochtes, sondern Abendbrot essen.

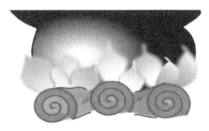

Warmes Essen und warme Getränke unterstützen die Verdauung und bekämpfen Verstopfungen, Durchfall und Bauchschmerzen. Der Darm kann das Fett besser verarbeiten als Brot mit kalter, fester Butter. Erwärmte Fette können einfacher gleiten und bleiben weniger an der Darmwand kleben.

Man sollte nicht zu viele **rohe Lebensmittel** essen, da sie im Darm zur Gärung aufgehen können.

7.2 Eine basische und bittere Ernährung

Eine basische und bittere Ernährungsweise ist die Basis für jeden sauberen und gesunden Darm, die heilt und uns fit, potent und glücklich macht.

7.2.1 Die vier magischen Darmreiniger: Knoblauch, Zwiebeln, Ingwer und Habanero (Chilischoten)

Knoblauch, Zwiebeln, Ingwer und Habanero. Diese vier magischen Gemüsekräuter sollten nicht mehr in deiner Ernährung fehlen. Du **musst** sie regelmäßig, **mindestens 4 Mal die Woche**, durch dein Essen und in großen Mengen zu dir nehmen. Eltern, die für ihre Kinder kochen, müssen unbedingt stets diese 4 Geheimwaffen in kleiner Dosis bei der Essenszubereitung benutzen. Auch der Körper der Kinder gewöhnt sich an scharfes Essen. Kinder in Afrika essen genauso scharf wie die Eltern.

Die Kinder in den westlichen Ländern essen schon genug süß und säuerlich. Das ist echtes Gift für den Darm. Wenn sich die Gelegenheit ergibt und die Eltern kochen, ist es fast ein Zwang **für die Gesundheit dieser Kinder mindestens Zwiebeln, Knoblauch und Ingwer zu benutzen**. Du tust deinem Kind damit etwas Wunderbares für seine Zukunft. Viele Krankheiten, unter denen du heute leidest, sind aus einer Darmstörung in der Kindheit entstanden. In meinem Coaching lerne ich Menschen kennen, die seit ihrer Geburt niemals den Darm gereinigt bekommen haben, nie bzw. selten mit Gewürzen und Kräutern kochen, niemals scharf essen und sich zu 85% von Lebensmitteln ernähren, die eigentlich nicht in den Körper dürften. Sie sind dann erstaunt, dass sie ständig krank und depressiv sind und unerklärliche Schmerzen haben. Sobald sie diese vier Wunderlebensmittel in großer Menge in ihre Ernährung integriert haben und sie jeden Tag essen, erleben sie viele Wunder, obwohl, wie ich immer sage, es Wunder nicht gibt. **Wunder sind die Folge logischer Prozesse, die wir nicht verstehen, nicht sehen und nicht kennen.**

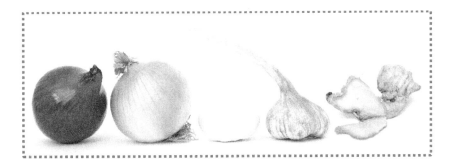

WICHTIG: Die Menge ist entscheidend!

Ingwer, Zwiebeln, Knoblauch und Habanero sind die perfekten Darmreiniger, Darmsanierer und Darmstärker. Sie enthalten viele Antioxidantien, viele Vitamine und Mineralien, die den Stoffwechsel stark ankurbeln, die Verdauungsdrüsen anregen und die Darmflora aufbauen. Sie helfen dem Körper Kalorien zu verbrennen und Gift- und Schadstoffe auszuscheiden.

163

Wenn diese Gewürze regelmäßig in Essen oder Suppe mitge-
kocht oder als Tee mitgetrunken werden, entgiften sie die Leber,
reinigen den Darm, töten Krankheitserreger in der Darmflora
und halten sie gesund.

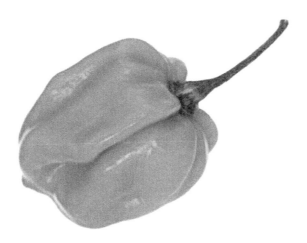

Lies mehr darüber in meinen Büchern „Gesund und geheilt mit
der Lebensmittelapotheke (ISBN 978-3-946551-16-7) „Abnehmen mit Charme" (ISBN 978-3-946551-48-5) und „DAINU-Vegan: Das Referenzbuch der veganen Ernährung für Fleischliebhaber" (ISBN 9783-946551-97-3).

**Nun weißt du, dass diese 4 Lebensmittel fast immer
dabei sein müssen. Du mischst sie in all dein Essen,
welches mit Zutaten zubereitet wird, die ich dir jetzt
vorstelle.**

7.2.2 Basische Kräuter und Gewürze, die den Darm reinigen und die Darmflora sanieren

Kräuter und Gewürze (meist basisch) sind echte Reiniger, die den Darm noch dazu stärken und sanieren. In meiner Heimat gibt es eine Sauce namens Nkui mit **über 30 Gewürzen und Kräutern**, die man so trinken kann oder mit Maisbrei zusammen isst. Diese Sauce wäscht den Bauch regelrecht und beseitigt Darmschleimhautentzündungen vollständig. Sie ist der beste bekannte Darmreiniger überhaupt.

Kräuter und Gewürze enthalten viele Vitamine, Mineralien und ätherische Öle, kurbeln den Stoffwechsel an, bekämpfen Krankheitserreger im Darm, Darminfektionen, Darmkrämpfe und Durchfall, stärken die Immunabwehr des Darms und regenerieren ihn.

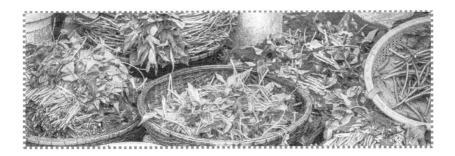

Es handelt sich zum Beispiel um:

☺	Anis	☺	Muskatnuss
☺	Bärlauch	☺	Oregano
☺	Basilikum	☺	Petersilien
☺	Chili Schoten	☺	Safran
☺	Dill	☺	Salbei
☺	Enzian	☺	Sauerampfer
☺	Ingwer	☺	Schnittlauch
☺	Kapuzinerkresse	☺	Schwarzkümmel
☺	Kardamom	☺	Sellerie
☺	Kerbel	☺	Sellerieblätter
☺	Knoblauch	☺	Vanille
☺	Koriander	☺	Zimt
☺	Kurkuma	☺	Zwiebeln
☺	Majoran		

Benutze immer Kräuter, wenn du Essen zubereitest. Je frischer, desto besser.

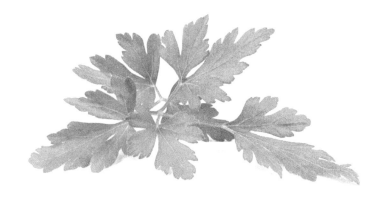

Kräuter-Kur:
Tees aus Kräutern und bitterem
Gemüse reinigen den Darm

Kräuter sind hervorragende natürliche Fettverbrenner, sie enthalten viele Vitamine und ätherische Öle, kurbeln den Stoffwechsel an und regen so die Fettverbrennung an. Ihre Pflanzenstoffe wirken straffend auf das Bindegewebe. Diese Tees stärken und heilen den Darm und **sanieren die ganze Darmflora**.

Zubereitung für alle Rezepte: Alle frischen Zutaten mit viel Wasser pürieren. Ca. 6 Stunden ziehen lassen und dann trinken. Den Rest der Kräuter weiter im Wasser lassen, damit sie noch mehr ziehen können. Am nächsten Tag dann die Flüssigkeit in eine Flasche gießen und abwechselnd mit anderen Tees trinken. Jeden Tag ein Glas trinken, am besten morgens vor dem Frühstück. Es wird empfohlen, einen Löffel Öl beizumischen. Das hilft dem Körper, die Wirkstoffe noch besser aufzunehmen.

Bittere-Gemüse-Tee-Kur

Artischocken, frische Pfefferminze, Rosenkohl, Chicorée, Brokkoli.

Bittere-Kräuter-Tee-Kur

Du kannst alle oben aufgelisteten Kräuter nehmen. Weitere wichtige Bitterstoffkräuter der heimischen Flora sind: Liebstöckel (auch als Maggikraut bekannt), Lorbeerblätter, Kerbel, Majoran, Rosmarin und Estragon.

Gewürz-Tee-Kur

Ingwer, Zwiebeln, Knoblauch und Chili (Chili ist besser, muss aber nicht sein) 3-4 Mal die Woche ein Glas am Tag trinken.

167

7.2.3 Basische Gemüse und Salate, die den Darm reinigen und die Darmflora sanieren

Ballaststoff- und gleichzeitig nährstoffreiche, auf natürliche Weise abführende, heilende, stärkende und darmfloraaufbauende basische Gemüse sind Lebensmittel, die regelmäßig auf den Tisch bzw. in den Bauch kommen sollten.

Basisches Gemüse und Salat sind beispielsweise:

☺ Bohnen   ☺ Fenchel

☺ Erbsen   ☺ Frühlingszwiebeln

☺ Kohl   ☺ Gurke

☺ Spinat   ☺ Karotten

☺ Grünkohl   ☺ Knollensellerie

☺ Auberginen   ☺ Kürbis

☺ Avocados   ☺ Lauch

☺ Blumenkohl   ☺ Oliven

☺ Brokkoli   ☺ Pilze aller Art

☺ Butterrüben   ☺ Pastinaken

☺ Eichblattsalat   ☺ Petersilienwurzel

☺ Eisbergsalat   ☺ Rote Bete

☺ Feldsalat   ☺ Rettich

☺ Paprika   ☺ Sellerie

☺ Chinakohl   ☺ Zucchini

☺ Chicorée   ☺ Zuckerschoten

☺ frische Erbsen   ☺ Und viel mehr

168

7.2.4 Basisches Obst, das den Darm reinigt und die Darmflora saniert

Dieses basische Obst und diese basischen Früchte und ihre Säfte haben nicht nur viele Vitamine, Mineralstoffe und Ballaststoffe, sie haben auch **abführende und reinigende Eigenschaften** für den Darm:

☺ Äpfel

☺ Ananas

☺ Aprikosen

☺ Avocado

☺ Bananen

☺ Birnen

☺ Clementinen

☺ frische Datteln

☺ Erdbeeren

☺ Feigen

☺ Grapefruits

☺ Guaven

☺ Heidelbeeren

☺ Himbeeren

☺ Honigmelonen

☺ Johannisbeeren (rot, weiß, schwarz)

☺ Kirschen (sauer, süß)

☺ Kiwis

☺ Limetten

☺ Mandarinen

☺ Mangos

☺ Mirabellen

☺ Nektarinen

☺ Oliven (grün, schwarz)

☺ Orangen

☺ Pampelmusen

☺ Papayas

☺ Pfirsiche

☺ Pflaumen

☺ Preiselbeeren

☺ Quitten

☺ Reineclauden

☺ Stachelbeeren

☺ Sternfrüchte

☺ Trockenen Obst

☺ Wassermelonen

☺ Weintrauben (weiß, rot)

☺ Zitronen

☺ Zwetschgen

Iss jeden Tag Obst, da dies reich an Ballaststoffen ist!

Wenn du abends Obst gegessen hast, trinke danach ein Glas Wasser.

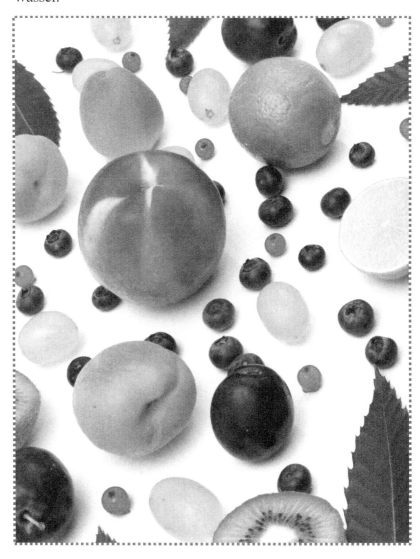

7.2.5 Basische Kohlenhydrate, die den Darm reinigen und die Darmflora sanieren

Ein Gerücht hat sich in den Köpfen der Menschen in den westlichen Ländern etabliert: Kohlenhydrate sind schlecht und gar gefährlich für die Gesundheit. Daraufhin hat sich ein Diätmarkt entwickelt: Essen ohne Kohlenhydrate. Das ist ein grober Fehler, denn **der Körper braucht Kohlenhydrate mehr denn je**. Mindestens die Hälfte des Energiebedarfs muss durch Kohlenhydrate gedeckt werden. Kohlenhydrate sind die Quelle von tollen **Nährstoffen, Ballaststoffe und Energie** und tun dem Darm gut. Lediglich die Art von Kohlenhydraten ist wichtig, denn es gibt tatsächlich gute, aber auch gefä**hrliche Kohlenhydrate** für den Darm. Zu letzteren zählen zum Beispiel Nudeln, Brot und Pizza. Bei guter Auswahl der Kohlenhydrate helfen wir unserem Darm dabei gesund zu bleiben.

Diese guten Kohlenhydrate sind zum Beispiel:

- ☺ Quinoa
- ☺ Kartoffeln
- ☺ Süßkartoffeln
- ☺ Hirse
- ☺ Hülsenfrüchte
- ☺ Mais
- ☺ Amaranth
- ☺ Vollkornreis
- ☺ Reismehl
- ☺ Kichererbsen
- ☺ Nüsse

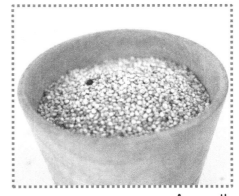

Amaranth

171

Tropische Kohlenhydrate sind wahre Reiniger des Darms

All diese Kohlenhydrate sind sehr nahrhaft und sehr gesund, wenn sie nicht industriell verarbeitet sind.

☺ Kochbananen

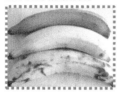

☺ Macabo (Tannia)

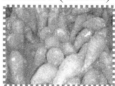

☺ Maniok

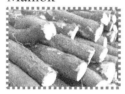

☺ Süßkartoffeln

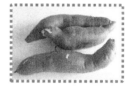

☺ Yams

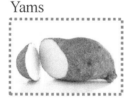

☺ Taro

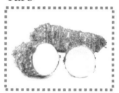

☺ Sorgho (Sorghumhirse, auch Mohrenhirse, enthält kein Gluten)

☺ Foniohirse (Anti-Diabetes, Anti-Bluthochdruck)

☺ Teff

Mehr Details über Kohlenhydrate und wie sie auf uns wirken und unsere Gesundheit beeinflussen, kannst du in meinen Büchern „Gesund und geheilt mit der Lebensmittelapotheke (ISBN

978-3-946551-16-7) „Abnehmen mit Charme" (ISBN 978-3-946551-48-5) und „DAINU-Vegan: Das Referenzbuch der veganen Ernährung für Fleischliebhaber" (ISBN 9783-946551-97-3) erfahren.

7.2.6 Bitterstoffe helfen bei der Entsäuerung und Entschlackung des Körpers

Besser als rein basische Lebensmittel sind bittere Lebensmittel für die Gesundheit des Darms.

Die **ursprüngliche Ernährung** des Menschen war nicht süß und salzig. Sie umfasste eine Vielzahl bitterstoffhaltiger Lebensmittel: Gewürze, Gemüse (Wurzel und Blattgemüse) und Wildpflanzen.

Bittere Lebensmittel regen durch die enthaltenen Bitterstoffe den **Stoffwechsel** an und **fördern die Verdauung** und Verwertung von Lebensmitteln. Sie regen die Bildung von Magensaft und Pankreassaft an und helfen bei der Entsäuerung und Entschlackung des Körpers.

Folgendes Gemüse und folgende Kräuter enthalten große Mengen an Bitterstoffen:

☺ Artischocken

☺ Baldrian (Katzenkraut)

☺ Beifuß (auch Gänsekraut, Wilder Wermut)

☺ Brokkoli

☺ Chicorée

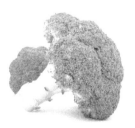

173

☺ Eisbergsalat

☺ Endivien

☺ Grapefruit

☺ Cranberrys

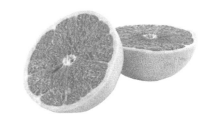

☺ Hopfen (Wilder Hopfen)

☺ Ingwer

☺ Kakao (pur ohne Zucker)

☺ Kohlrabi

☺ Kolanuss

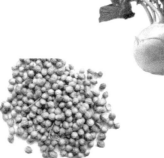

☺ Koriander

☺ Kümmel

☺ Kurkuma

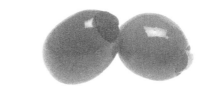

☺ Löwenzahn

☺ Majoran

☺ Okra

☺ Oliven

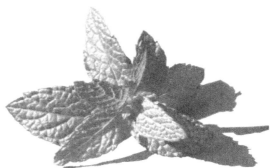

☺ Pfefferminze

☺ Radicchio

☺ Rosenkohl

☺ Rucola

☺ Zimt

☺ Und viel mehr

7.2.7 Basische Hülsenfrüchte, die den Darm reinigen und die Darmflora sanieren

Basische Hülsenfrüchte, die den Darm reinigen und die Darmflora sanieren, sind zum Beispiel:

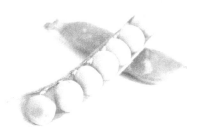

☺ Kernbohnen

☺ Linsen

☺ Kichererbsen

☺ Erbsen

☺ Kakaobohnen

7.2.8 Basische Nüsse, die den Darm reinigen und die Darmflora sanieren

Basische Nüsse, die den Darm reinigen und die Darmflora sanieren, sind zum Beispiel:

☺ Kolanuss (siehe Kapitel 7.4 „Diese Tropenlebensmittel sind echte Killer-Darmreiniger und Nährstoffversorger")

☺ Haselnüsse

☺ Macadamianüsse

☺ Pekannüsse

☺ Pinienkerne

☺ Walnüsse

☺ Mandeln

☺ Paranüsse

☺ Kokosnuss

☺ Palmnuss

☺ Erdnüsse ungesalzen und ungeölt

☺ Esskastanien

175

7.3 Ballaststoffreiche Lebensmittel, die den Darm reinigen und die Darmflora sanieren

Ballaststoffe fördern die Verdauung. Sie kommen überwiegend in pflanzlichen Lebensmitteln vor, unter anderem in Getreide, Obst, Gemüse und Hülsenfrüchten.

Ballaststoffe sind in zwei Gruppen unterteilt und beide sind wichtig für den Körper: **wasserlösliche Ballaststoffe**, vor allem in Gemüse, Obst und Nüssen zu finden, und **wasserunlösliche Ballaststoffe** wie Zellulose in Kleie und Schrot.

Ballaststoffe regen den Darm, die Verdauung und als Füllstoffe auch die Darmbewegung an, werden dabei aber selbst nur leicht verdaut, d.h. sie werden im Dünndarm des Menschen fast gar nicht von Enzymen angegriffen und zersetzt. Sie landen fast unberührt im Dickdarm. Dort werden sie von Bakterien teilweise zerkleinert und zu Fettsäuren abgebaut. Diese Fettsäuren senken den PH-Wert im Darm, **bekämpfen die Übersäuerung** im Darm und dienen der Darmschleimhaut als Nährstoffe. **Sie senken auch das Risiko für Dickdarmkrebs** und Verstopfung.

7.4 Diese Tropenlebensmittel sind echte Killer- Darmreiniger und Nährstoffversorger

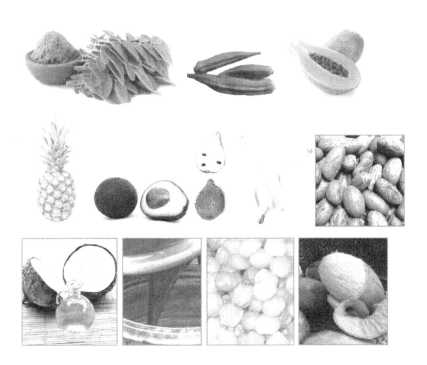

☺ **Moringabaum** (Moringa Oleifera) – die nährstoffreichste Pflanze der Welt, in Kamerun als „mother's best friend" oder „Baum des Lebens" bekannt, heilt viele Krankheiten.

☺ **Okra**, ein weiteres Wunder (Heil-) Lebensmittel und Quelle vieler Vitamine und Mineralstoffe. Okra ist eine der besten Gemüsesorten für den Darm. Jeder Mensch sollte mindestens 2-mal im Monat genügend Okra essen und er wird merken, wie seine Verdauung sehr erleichtert wird.

Das beste Mittel zur Darmreinigung überhaupt!

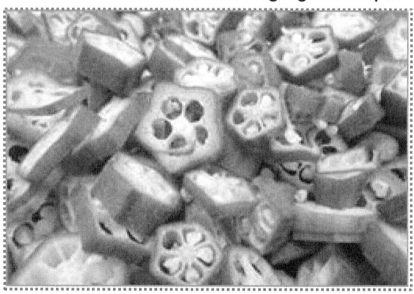

Wer regelmäßig Okraschoten isst, tut seinem Darm offenbar einen großen Gefallen.

☺ **Djansang**: Heilkraut aus Kamerun. Djansang oder Njangsa ist ein gelber Kern aus der grünen, nierenförmigen Frucht eines Baumes im Regenwald Afrikas. Er ist

178

Nahrung und Medizin zugleich und hilft auch, wenn man abnehmen will.

☺ **Kokosnuss**. Kokosnuss-Produkte (Kokosöl, Kokos-milch, das Fruchtfleisch) zählen aufgrund ihrer vielfälti-gen positiven Auswirkungen auf die Gesundheit zu den wertvollsten Lebensmitteln. Sie wirken antibakteriell, anti-viral, antifungal und antiparasitär.

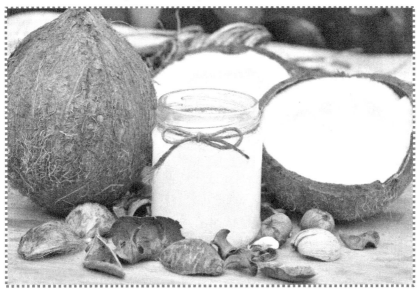

☺ **Ananas**: die Gute-Laune-Frucht zum Fettabbau. Ideal für Gehirn und Psyche, bei Übersäuerung und zur Bekämp-fung vieler Krankheiten. Die Ananas ist nicht nur eine le-ckere Frucht, sie ist ein starkes Heilmittel, das unserem Körper wichtige Mineralien und Spurenelemente wie Magnesium, Calcium, Phosphor, Kalium, Eisen, Mangan, Zink und Jod zuführt.

179

☺ **Papaya**: exzellent gegen Fett. Papaya enthält kein Cholesterin und ist sehr kalorienarm. Eine vollkommen gesunde Frucht. Wegen ihres Enzyms Papain und den essenziellen Nährstoffen, die sie enthält (Magnesium, Calcium, Kalium Mangan, Eisen, Selen, Phosphor, Kupfer, Zink, Ballaststoffe), kann die Papaya gegen viele Krankheiten und gegen Gewichtszunahme wirken.

☺ **Avocado** gegen Cholesterin und Leukämie. Die Avocado ist eine Frucht mit sehr gesundem, pflanzlichem Fett, die sehr wichtige Vitamine (A, E, Beta und Alpha-Carotin, Biotin) enthält. Die Avocado verbessert außerdem die Aufnahme von fettlöslichen Nährstoffen merklich.

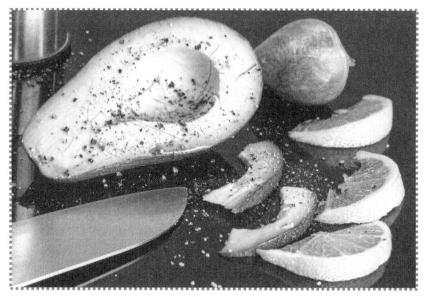

☺ **Mango** bekämpft das Übergewicht und reinigt den Darm. Nicht-gezüchtete Mango ist ein Wunder der Natur für die Gesundheit. Sie ist die Frucht des Mangobaums aus dem Regenwald. Die Mango ist wegen ihrer hohen

Konzentration an Vitamin A und Vitamin E ein perfektes natürliches Antioxidans und somit bekämpft sie Entzündungen, die Krankheiten und Übergewicht fördern. Bio Mangos mit Haut zu essen, ist eine tolle Form der Darmreinigung und saniert zugleich. Unbedingt zu empfehlen! Willst du die Haut nicht essen, dann kannst du daraus Tee machen und trinken.

☺ **Saba-Saba** – Sauersack, Graviola oder Stachelannone. Die Graviola-Frucht, genannt Sauersack, gilt in Kamerun nicht nur als leckere Frucht, sondern sie ist auch Medizin. Diese Frucht ist nicht nur ein wirksames Mittel gegen Krebs (10.000 Mal stärker als die Chemotherapie), sie ist auch eine sehr gute, aber unbekannte Frucht, wenn man abnehmen will.

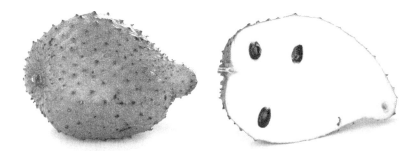

☺ **Kolanuss** (Bitacola): Dschungel-Power, auch in Europa erhältlich. Die Nummer 1. Die Kolanuss mit ihrem bitteren Geschmack ist ein wichtiges Genussmittel Afrikas. Man kann sie so essen oder aus ihrem Pulver Tees und Getränke machen. Sie macht wach, erregt, ausdauernd, potent, baut Muskeln auf und zersetzt Fett und Kilos regelrecht.

181

☺ **Bananen und Bananenschalen** sind super Darmreiniger. Benutze die Schale der Banane zum Beispiel für deine Smoothies. Sie enthält viel mehr Ballaststoffe, die die Verdauung fördern und satt machen, als die Frucht selbst. Die Schale trägt dazu bei, dass der Cholesterinspiegel sinkt. Sie ist reich an Vitamin B6 und B12, die den Stoffwechsel ankurbeln und den Gewichtsverlust beschleunigen. Das enthaltene Kalium stabilisiert den Blutdruck. Die Aminosäuren, die in der Schale zu finden sind, fördern die Produktion von Serotonin im Körper.

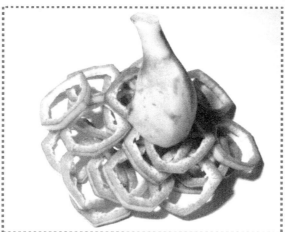

Diese Lebensmittel kann man heute in vielen gut sortierten Lebensmittelmärkten und in allen **Asia- und Afroshops** in allen Städten bekommen. Man kann sie auch online bestellen.

Mehr über die Wunder dieser Lebensmittel kannst du in meinem Büchern „Gesund und geheilt mit der Lebensmittelapotheke (ISBN 978-3-946551-16-7) „Abnehmen mit Charme" (ISBN 978-3-946551-48-5) und „DAINU-Vegan: Das Referenzbuch der veganen Ernährung für Fleischliebhaber" (ISBN 9783-946551-97-3)" erfahren.

7.5 Alternatives Mehl und Getreide ohne Gluten, das den Darm saniert

Es gibt Alternativen zu darmschädlichem Mehl mit Gluten.

In vielen Naturkostläden und Reformhäusern, aber auch in vielen Asia-Läden und manchen gängigen Lebensmittelgeschäften findet man heute eine große Auswahl an glutenfreien Mehlen mit dem Zeichen **GF Mehl**. Für das Backen ohne Gluten ist es wichtig GF-Mehl **mit Stärke im Verhältnis von 2:1 zu mischen**.

Glutenfreie Weißmehle

☺ Klebreismehl

☺ Süßes Reismehl

☺ Süßkartoffel Mehl

☺ Weißes Reismehl

Glutenfreie Stärkemehle

☺ Kartoffelmehl / Kartoffelstärke

☺ Maisstärke / Speisestärke

☺ Pfeilwurzelmehl / Maranta Mehl

☺ Maniokamehl, Tapiokamehl, Tapiokastärke

Glutenfreie Vollkornmehle

☺ Amaranthmehl

☺ Braunes Reismehl oder Vollkornreismehl

☺ Buchweizenmehl

☺ Chia-Mehl

☺ Hafermehl

☺ Hirsemehl

☺ Leinsamenmehl

☺ Maismehl

☺ Maniokamehl (in Afro-Shops)

☺ Gnamsmehl (in Afro-Shops)

☺ Kochbananenmehl (in Afro-Shops)

☺ Quinoamehl

☺ Sorghummehl (Milomehl)

☺ Teffmehl

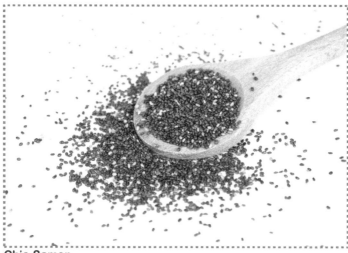

Chia-Samen

Bohnenmehle

☺ Bohnenmehl (meist Mischung aus mehreren Bohnenmehlen)

☺ Kichererbsenmehl

☺ Sojamehl

Nussmehle

☺ Cashewnuss-Mehl

☺ Haselnussmehl

☺ Kastanienmehl

☺ Kokosmehl

☺ Macadamianuss-Mehl

☺ Mandelmehl

☺ Pekannuss-Mehl

☺ Pistazien-Mehl

☺ Walnussmehl

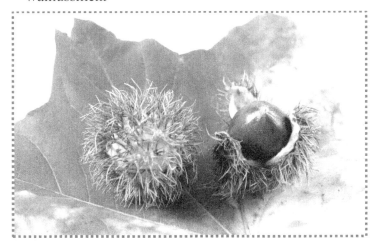

185

7.6 Säfte und Getränke, die den Darm reinigen und die Darmflora sanieren

Folgende Säfte und Getränke reinigen den Darm:

☺ Pflaumensaft

☺ Apfel-Ananassaft

☺ Ananassäfte

☺ Mangosaft, Mangosaftmischungen mit Apfel oder Ananas

☺ Guavensaft

☺ Kolanuss-Saft

☺ Früchtesmoothies (selbst gemacht)

☺ Grüne Smoothies: Besonders wirksam sind Säfte aus bitterem Gemüsen mit Zimt. (Gemüse pürieren, in Wasser stehen lassen - 1 kg Gemüse = 2 l Wasser - und nach einer Stunde anfangen zu trinken. Morgens, mittags und abends jeweils eine halbe Tasse reicht. Nicht in den Kühlschrank stellen). Das reinigt nicht nur, sondern regeneriert ganz tief und liefert sehr viele Nährstoffe

☺ Grünkohl-Saft

☺ Kräutertees

☺ Wasser

☺ Zitronenwasser

☺ Ingwerwasser

☺ Tomatensaft

☺ Frischer Kokosnusssaft

7.7   1-2 Äpfel am Tag

Der Apfel ist ein gutes Reinigungsmittel für den Darm und den Verdauungstrakt allgemein. Wenn es geht, dann iss zwei Mal am Tag einen Apfel. Einen am Vormittag, vorm Mittagsessen, für die die gern mittags essen, und einen am Abend nach dem Abendessen. Es ist sehr wichtig, den Apfel **als letzte Mahlzeit des Abends** zu sich zu nehmen und danach gar nichts mehr zu essen. Die Verdauung wird über Nacht gut ablaufen. Dein Darm wird **über Nacht gereinigt**. Du wirst es an einem sanften und leichten Stuhlgang am frühen Morgen merken.

Wenn du es nicht schaffst, zwei Äpfel am Tag zu essen, ich schaffe es auch oft nicht, dann belasse es unbedingt beim Apfel am Abend nach der letzten Mahlzeit. Der ist am wichtigsten.

Trinke nach dem Verzehr des Obsts ein Glas Wasser.

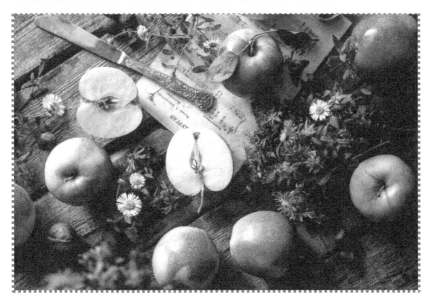

7.8 Gesunde Power-Frucht-Smoothies, die den Darm reinigen

Power Frucht-Smoothies für die Gesundung des Darms:

Beispiel 1:
Power pur und stundenlang satt sein

1 Mango, 1/3 Papaya (wenn klein, dann ½), ½ Ananas, Beeren-mischung, Graviola-Saft (auch ohne Graviola geht es, Kokossaft oder Kokosmilch sind auch gut, es geht aber auch ohne).

Beispiel 2:
Power light

½ Mango, ½ Papaya, ½ Ananas, Erdbeeren, Kokosmilch.

Beispiel 3:
Power hot

Mit Chili, super lecker, süß und scharf. Regt den Stoffwechsel an.

1 Mango, ½ Ananas, Kokosmilch, ¼ Habanero Chilischote.

Beispiel 4:
Fatburner Power XL mit Ingwer

½ Mango, 1/3 Papaya (wenn klein nur ½), ½ Ananas, Beerenmi-schung, Graviola-Saft, Kokosöl, Ingwer.

Die Mango spielt wegen ihrer „Wunderwirkung" (s. Kapitel 7.4) in meinen Smoothies eine zentrale Rolle!
Viel mehr Ideen und Rezepte findest du in meinem Buch über exotische Smoothies.

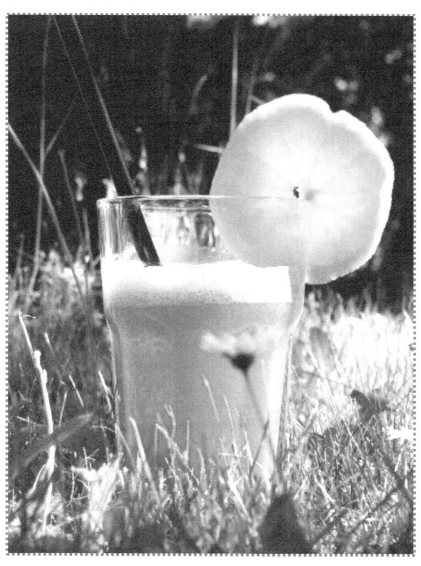

7.9 Reichlich pflanzliches Öl ist unabdingbar für den Darm

Ohne Öl keine Gesundheit, sagte man uns als Kind. Eine gute Balance aus gesättigten und ungesättigten Ölen tut dem Darm und dem Körper sehr gut. Die tägliche Aufnahme von Öl, z.B. Olivenöl, hat eine schützende Wirkung auf den Darm.

> **Ich finde es gefährlich und sogar fahrlässig, wie manche Ernährungsberater meinen, dass Öl ungesund sei, ohne einen Unterschied zwischen den Ölen zu machen.**

Aufgrund von einseitigen, interessenbezogenen Studien und massiver Arbeit der Industrie (Pharma-, Lebensmittelindustrie usw.) und ihren riesigen und mächtigen Lobbys hat **Öl** seit zig Jahren **einen schlechten Ruf in den westlichen Ländern**. Diese hysterische Angst vor Öl ist schnell in die moderne Medienszene eingedrungen und die große Mehrheit der Menschen glaubt wirklich, dass man dick und fett wird, wenn man viel Öl zu sich nimmt. Und **gleichzeitig werden tierische Fette wie Butter ohne Probleme als gesund**

bezeichnet. Wir sehen Menschen, die beim Kochen kaum Öl benutzen aber dafür Sahne, Butter und Milch.

Diese wissenschaftliche Absurdität (die Wissenschaft erkennt nun, leider wie immer zu spät, ihre Dummheit) führt zu vielen **gesundheitlichen Katastrophen**. Besonders Light-Produkte sind schlimm. Bei diesen Produkten wird das Fett durch Zucker ersetzt, damit der Geschmack der entsprechenden Produkte bewahrt wird. Eine solche Ernährungsweise ist sehr schädlich für die Gesundheit.

Diese abscheuliche Verfehlung ist ein echtes Gift der modernen Ernährung. Viele Studien beweisen heute, dass Menschen, die abnehmen wollen und es nicht können, und die an vielen entzündlichen Krankheiten, Autoimmunkrankheiten und Infektionen leiden, einen enormen **Mangel an ungesättigten Fettsäuren** haben. Diese sind sehr wichtig für die Absorptionseigenschaften der Darmschleimhaut.

Was Naturvölker seit Tausenden von Jahren benutzen und womit sie auch Krankheiten bekämpfen, kann nicht heute ungesund sein. Man sollte dies selber ausprobieren, um die Wahrheit zu sehen. In den Ländern **Afrikas und Asiens**, zum Beispiel in Kamerun oder China, wird das Essen mit **reichlich pflanzlichem Öl** zubereitet. Es wird viel frittiert. Aber wir finden dort die Menschen mit den wenigsten Zivilisationskrankheiten, die mit Fett in Verbindung gebracht werden. Und in den westlichen Ländern, wo pflanzliches Öl verpönt ist, findet man die Menschen, die häufig an solchen Krankheiten leiden und übergewichtig und fett sind, obwohl sie sehr wenig Pflanzenöl benutzen.

> **Während meiner Lehre in Afrika lernte ich, dass der Körper die Kombination aus gesättigten und ungesättigten pflanzlichen Ölen und sogar tierisches Fett aus Tierfleisch braucht. Es müssen nur gesunde Öle und gesunde Tiere sein.**

Dieser Öl-Cocktail macht die Darmschleimhaut super glücklich. Die Schmierung der Schleimhaut beeinflusst den gesamten Prozess der Aufnahme von Nährstoffen aller Art. Eine **Trockenheit der Verdauungsschleimhaut hat dramatische Folgen** für den ganzen Körper: schlechte Absorption, Schwächung der Darmbarriere-Funktion, Eindringen von Bakterien in den Körper, Mangelerscheinungen. Die Konsequenz ist eine Vielzahl an Krankheiten.

Ich lernte sehr früh, dass jede Zelle unseres Körpers (Darm, Gehirn, Leber, Nieren, Knochen, Haut, Muskeln usw.) auf Fettsäuren angewiesen ist. **Ohne Fett kann der Körper gar nicht richtig funktionieren**. Fett ist neben Kohlenhydraten und Proteinen einer der drei Makronährstoffe. Es ist wichtig für einen gesunden Darm und für ein gesundes Herz und Hirn, sowie für gesunde Muskeln und Gelenke. Wie die Proteine und die gesunden Kohlenhydrate machen Fette schneller und länger satt, d.h. du isst dadurch weniger. Fett ist außerdem ein Geschmacksträger und lässt das Essen gut schmecken. Im Gegensatz zu den Kohlenhydraten, die der

Körper selbst herstellen kann, müssen Proteine und auch Fett über unsere Nahrung aufgenommen werden.

Wie ich schon an vielen Stellen dieses Buches erklärt habe, ist Öl nicht ungesund, nur weil es fett ist. Im Gegenteil! Reines Öl ist nicht nur gesund, sondern **bekämpft auch bestimmte Krankheiten**, und oft braucht der Körper erst dieses Mittel, um Nährstoffe richtig zu transportieren und aufzunehmen.

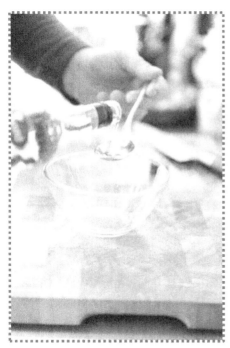

Öl hilft auch bei der Gewichtsreduktion. Als Kinder bekamen wir reines Öl als Abführmittel und es wirkte. Öl half dabei, den Körper, den Darm und andere innere Organe zu reinigen. Würmer, die im Darm lebten, wurden so ausgespült. **In Kamerun „trinkt" man Öl**, so sagt man. Aber die Menschen dort sind viel schlanker und muskulöser als die Menschen hier in Europa, die beim Kochen kaum Öl benutzen. Ich selbst koche für meine ganze Familie in Deutschland mit reichlich Öl und die Kinder, Jungs und Mädchen, sehen sehr sportlich und muskulös aus und haben zum Teil einen Sixpack-Bauch, was erstaunlich ist, da sie keine speziellen Bauchübungen machen.

193

Gutes pflanzliches Öl (Kokosöl, Palmöl, Erdnuss-Öl, Olivenöl, Rapsöl und Sonnenblumenöl) hilft dem Magen bei seiner Arbeit, bekämpft chronisch-entzündliche Darmerkrankungen, reinigt den Darm und hilft bei der Ausscheidung von schlechten Stoffen, Giften, Fetten und Müll aus dem Körper. Es ist antibakteriell, schützt vor Infektionen, stärkt das Immunsystem, hilft beim Muskelaufbau, stärkt die Nerven und lässt uns Vitalstoffe gut aufnehmen.

Auch viele wissenschaftliche Studien bestätigen diesen Effekt des Öls und seine Auswirkungen auf den Darm. Eine davon ist die **Studie** von Dr. Andrew Hart von der School of Medicine der Universität von East Anglia, wonach der zunehmende Konsum von Olivenöl vor *Colitis ulcerosa* schützt, eine entzündliche Darmerkrankung, die Geschwüre der Darmschleimhaut vom Rektum zum Dickdarm verursacht, welche wiederum zu Bauchschmerzen, Durchfall und Gewichtsverlust führen. In dieser Studie wurde festgestellt, dass Menschen, deren **Ernährung reich an Ölsäure** ist (eine einfache, ungesättigte Fettsäure, die man in pflanzlichen Fetten wie Olivenöl, Erdnussöl usw. findet), seltener *Colitis ulcerosa* entwickeln.

Laut Dr. Andrew Hart verhindert Ölsäure die Entwicklung dieser entzündlichen Krankheit, indem sie **im Darm Chemikalien blockiert**, die die Entzündung der Krankheit verschlimmern.

Palmöl zum Beispiel ist sehr gut gegen Übelkeit oder Vergiftungen. Auch bei Rauch- und Gasvergiftungen benutzt man in Afrika Palmöl. **Schwangere Frauen** nehmen oft rohes Palmöl zu sich, damit ihnen nicht schlecht wird. Dies hilft dem Kind sich gut zu entwickeln. Man sagte mir, dass es wichtig sei, dass Schwangere ständig, und besonders kurz vor der Geburt, Palmöl zu sich nehmen, da es die Geburt erleichtere.

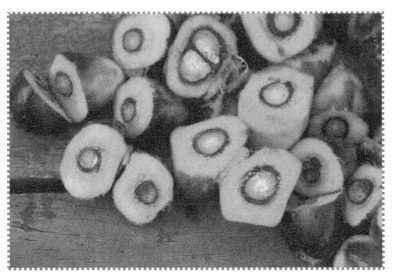

Es gibt viele Studien über die negativen Folgen der extremen **Low-Fat-Diäten**, die belegen, dass Low-Fat-Faster oft schlechtere Entzündungs- und Insulinwerte haben und nur halb so viel Energie verbrauchen wie Menschen, die sich normal ernähren. Eine extrem fettarme Ernährung führt dazu, dass der Kohlenhydrat-Anteil im Organismus zu groß wird und der Überschuss (weil der Kohlenhydratspeicher voll ist) zu Fettsäuren umgewandelt wird.

Außerdem sind **viele Vitamine**, wie z.B. Vitamin D, **fettlöslich**. Das bedeutet, sie werden durch Fett besser verarbeitet. Vitamin D ist sehr wichtig, wenn man gesund bleiben und abnehmen will.

Ohne Fett gibt es keine gute Versorgung mit wichtigen Nährstoffen.

Eine andere Gefahr bei zu geringer Fettaufnahme ist, dass der Körper sich irgendwann, ab einem bestimmten Fettanteil, **gegen diese Öl-Reduzierung wehrt** und dann erst recht Maßnahmen ergreift, damit die Organe nicht mehr darunter leiden. Das führt zu Fettansammlung. Lies mehr dazu in meinen Büchern „Abnehmen mit Charme" (ISBN 978-3-946551-48-5), „Fettwampe? Ja, aber richtig!" (ISBN 978-3-946551-52-2) und „Das Essens-Drama und das Ende des Übergewichts" (ISBN 978-3-946551-44-7).

Der Darm kann aufgrund einer zu geringen Fettzufuhr auch seine **Funktionalität so weit reduzieren**, dass die Nahrung nicht mehr richtig verwertet wird.

Fettmangel und Krankheiten

Die meisten Menschen in Europa denken, dass der Verzehr von Öl-armem Essen gesünder wäre. Das Gegenteil ist aber richtig. Unser **Hormonsystem braucht Fett**, um gut zu funktionieren. Menschen, die wenig Öl zu sich nehmen, sind daher viel eher von einem Hormonmangel betroffen. Unsere Hormone, einschließlich der Sexualhormone, brauchen Cholesterin. Ein Mangel an Geschlechtshormonen führt zu Übergewicht, Herz-Kreislauf-Krankheiten, geistigen Erkrankungen, Reizbarkeit, Verlust der Libido und chronischer Müdigkeit. Die Haut wird trockener und faltig, die Muskeln werden schlapp und verschwinden, man sieht älter aus.

Ölmangel kann auch psychische Krankheiten wie Depressionen hervorrufen

Der amerikanische Mediziner Andrew Stoll, Psychiatrieprofessor der Harvard Medical School im US-Bundesstaat Massachusetts, macht den weitverbreiteten Mangel an Omega-3-Fetten **verantwortlich für die Ausbreitung psychiatrischer Krankheiten**. Depressionen, und Schizophrenie, aber auch Verhaltensstörungen haben zum Teil mit einem Mangel an ausreichenden, guten Fetten zu tun. In meinem Coaching habe ich festgestellt, dass die meisten Menschen, die wegen psychischer Belastungen zu mir kamen (sie fühlten sich antriebslos, faul, kraftlos, immer müde), kaum oder viel weniger Öl beim Kochen benutzten, als andere, gesündere Menschen.

197

Wenn man Fett abschreibt, schränkt man auch die Versorgung des Körpers mit wichtigen Vitaminen und Nährstoffen ein. Das kann zu Mangelerscheinungen führen mit allen negativen Konsequenzen für den Körper und das Nervensystem.

Schlechte pflanzliche Öle und schlechte tierische Öle und Fette voller Chemikalien sind eine Gefahr für den Körper. Butter, Sahne und Co. sind mit großer Vorsicht zu genießen, weil auch die Tiere, die uns diese Produkte geben, mit Chemikalien vollgepumpt werden. Diese **chemischen Zusatzstoffe** landen automatisch in den Produkten dieser Tiere und vergiften uns, wenn wir sie verzehren.

In einem Bericht der Zeitschrift *Men's Health* 2010 stand folgendes:

„Fette haben wichtige Aufgaben im Körper. Sie bilden einen schützenden Bestandteil der Zellmembranen, dienen als Transporter für fettlösliche Vitamine, können im Körper als Depotfett gespeichert und bei Energiebedarf angezapft werden. Es gibt gesättigte, einfach ungesättigte und mehrfach ungesättigte Fettsäuren. Die mehrfach ungesättigten Fette dürfen auf Ihrem Speiseplan nicht fehlen. ‚Wichtig ist die Balance von Omega-3- und Omega-6-Fettsäuren‘, sagt Ernährungswissen-

schaftlerin und Buchautorin Ulrike Gonder, (Fett!, Hirzel-Verlag, um 17 Euro).
Omega-6-Fettsäuren nehmen Sie mit der Nahrung automatisch in ausreichendem Maße auf. Um aber auch eine entsprechende Menge an Omega-3-Fettsäuren zu bekommen, müssen Sie öfter mal Seefisch, Walnüsse, Lein- und Rapsöl auf die Speisekarte setzen. ‚Die Omega-3-Fettsäuren kurbeln die Fettverbrennung und die Wärmeabgabe an, sie wirken gefäßerweiternd und blutdrucksenkend‘, sagt Professor Worm.“

Ich würde sagen, dass gesunde und chemikalienfreie Öle gesund für den Körper sind und ungesunde Öle auch ungesund und gefährlich für den Körper sind. Aber Fakt ist, dass unsere **Zellen, Membranen und Organe Öl brauchen**.

Gute Öle, besonders, wenn sie nicht mit Chemikalien vermischt sind, sind: Hanföl, Makadamiaöl, Sesamöl, Kürbiskernöl, Walnussöl, Mandelöl, Pekannussöl, Leinsamenöl, Avocadoöl, Kokosöl, Palmöl, Erdnussöl.

Krankheiten und Übergewicht entstehen nicht durch zu viel Fettaufnahme in der Ernährung, sondern durch die schlechten Fette.

Mehr über die Funktion von Öl und welches Öl welchen Teilen unseres Körpers gut tut, ist in meinem Buch „Gesund und geheilt mit der Lebensmittelapotheke" ISBN 978-3-946551-16-4 zu lesen.

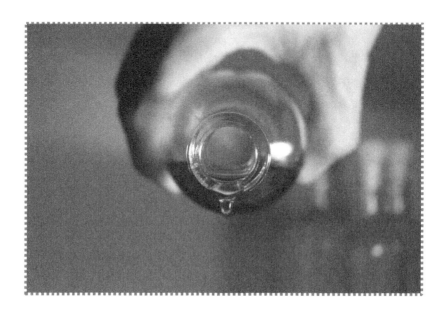

Pflanzliches Fett schützt vor Alkoholrausch

Pflanzliches Fett kann den Alkoholrausch vermindern.

Öl ist nicht nur wichtig, um die gute Funktionalität der Darmarbeit und das Resorbieren und den Transport der Nährstoffe zu sichern, Öl hilft auch dabei den **Alkohol im Darm zu binden**. 80% des konsumierten Alkohols geht durch den Darm. Die Fettsäuren werden im Dünndarm gespalten und die

Einzelteile binden Alkohol und verhindern somit, dass der Alkohol einfach so frei in die Blutbahn gelangt – und somit auch den Rausch. Nur wenn der Alkohol frei im Blut spazieren geht, verursacht er im Gehirn das Gefühl, betrunken zu sein.

Dazu kann das Fett im Darm als **wasserabweisende Barriere** an der Darmschleimhaut fungieren, in dem sie mit dem Öl bedeckt wird. Das Resorbieren des Alkohols wird erschwert und verlangsamt. So steigt auch der Alkoholspiegel im Blut langsamer.

Scharfe **Chilischoten** haben auch diese Wirkung. Scharf gewürztes Essen verhindert ein schnelles Eindringen des Alkohols ins Blut.

Wissenschaftliche Beobachtungen haben gezeigt, dass in den Ländern, wo Menschen wenig Öl und Scharfes zu sich nehmen, mehr Tode durch Alkoholismus zu verzeichnen sind.

7.10 Gesunde & schnelle Kochrezepte für eine ganzheitliche und ganzzeitliche Gesundheit des Darms

Der Ernährungsstil DNL (Dantse Nutritional Logic) hilft dir dabei, deine Darmflora automatisch zu sanieren. Du brauchst gar nichts mehr extra zu tun. Wenn du dich nach DNL ernährst, bleiben dein Darm und deine Darmflora ganz von alleine sauber, gesund und stark.

Hier ein paar **Rezepte** für Gerichte, die deine Darmflora gesund machen, dich heilen und Fett und Kilos verbrennen:

Okrasauce mit Fufu aus Maniok oder mit Klößen

Zutaten:

Frische grüne Okra aus Afro-oder Asia-Shops. Pro Person 250g

Ingwer, Zwiebeln, Knoblauch, Chilischoten (Habaneros), Lauchzwiebeln, Lauch

Lachs oder Fleisch

Maniok frisch, oder Maniokmehl

Öl, Salz, Bio- Gemüsebrühe

Zubereitung:

- ◉ Frische Okra werden klein geschnitten und mit einem Mixer leicht püriert. So schmecken sie mir am besten. Ich püriere nur kurz, so dass sie wie sehr stark zerkleinerte Okra aussehen. Manche aber pürieren sie bis sie schleimig werden. Jeder, wie er mag.

- ◉ Fisch mit ein bisschen Salz und Pfeffer würzen oder das Fleisch oder auch Hähnchen in kleinere Stücke schneiden, so groß, wie man möchte.

- ◉ Öl in einen Topf gießen und erhitzen. Die Hitze muss nicht stark sein, weniger als die mittlere Stufe. Dann Fisch hineinlegen, braten und wieder herausnehmen. Man muss den Fisch aber nicht braten, man kann ihn auch einfach gegen Ende in die fertige Sauce legen und ca. 5-10 Minuten bei niedriger Temperatur mit garen.

- ◉ Falls man lieber mit Fleisch möchte, ist der Punkt 3 hinfällig. Du gehst direkt zu Punkt 4.

- ◉ Zwiebeln schneiden und zusammen mit Ingwer Knoblauch und den anderen Zutaten und Brühepulver in den vorgeheizten Topf mit dem Öl des gebratenen Fischs geben.

203

- Falls du mit Rindfleisch kochen willst, erst Rindfleisch in Öl kurz braten, dann Zwiebeln, Knoblauch, Ingwer dazugeben und salzen.

- Wenn die Zwiebeln leicht braun geworden sind, pürierte Tomaten (ich nehme gerne klein geschnittene Tomaten) mit frischem Chili dazugeben, ständig rühren und dann mit ein wenig Wasser ca. 20 Minuten kochen. (wenn man Rindfleisch benutzt, eventuell mehr Wasser nehmen und länger kochen oder vorher das Fleisch separat kochen. Dann geht es schneller). Bevor die Okra dazu kommt, sollte es nicht mehr viel Wasser sein.

- Nach 20 Minuten die zerkleinerte Okra dazugeben und den Topf zugedeckt lassen. Nach ca. 5 Minuten den Deckel wegnehmen und die Sauce unter ständigem Umrühren noch ca. 15 Minuten bei milder Temperatur kochen, bis das Wasser nur noch leicht über der Okra zu sehen ist. Abschmecken mit Salz und Herd ausmachen.

- Fufu

  Aus frischem Maniok: Maniok in Stücke schneiden, etwa 20 Minuten kochen und in einem Mörser zerstampfen oder mit dem Mixer pürieren, bis eine zähe Masse entsteht. Danach mit der Hand die Masse in kleine Portionen, wie ein Tennisball, formen. Sie sehen dann aus wie dickere Knödel. Sie sind fertig. Zu der Sauce essen.

  Aus Maniok-Mehl: Maniok-Mehl sieht aus wie Kartoffelmehl und wird ein bisschen wie Grießbrei oder Milchreis zubereitet. Wasser in einem Topf kochen. Das gekochte Wasser teilen. Einen Teil in einen anderen Behälter geben.

Zu dem Wasser im Topf im Verhältnis 2:1 (zwei Tassen Wasser und eine Tasse Maniok-Mehl) das Mehl langsam dazu geben und ständig mit einem Holzkochlöffel rühren. Die Hitze muss, nachdem das Wasser gekocht hatte, ganz mild sein, damit es nicht anbrennt. Immer ein bisschen Wasser dazugeben und weiterrühren bis eine feste, zähe Masse entsteht, die nicht mehr nach Mehl riecht. Dann kleine Klöße formen und es ist fertig. Zu der Sauce essen.

Man kann auch normale deutsche Knödel zu der Sauce essen. Es schmeckt sehr lecker.

Man kann auch mit Kartoffeln weiter experimentieren.

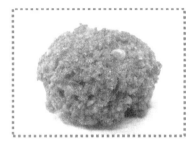 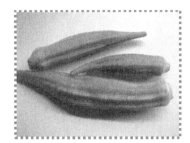

Kochbananen-Omelette

Zutaten:

2 süße Kochbananen (gelb) oder 2 „unsüße" Kochbananen (grün)

2 Eier, 2 Zwiebeln, ¼ Habanero, Salz, Gemüsebrühe, Öl, wenn man wünscht Basilikum, Petersilie, Frühlingszwiebeln, Champignons, Paprika

205

Zubereitung:

- Zwiebeln klein schneiden.

- Die Eier in einen tiefen Teller geben.

- Einen halben Löffel Brühe, die kleingehackte Chili (Habanero) und wenn gewünscht, die gehackten Kräuter dazumischen.

- Die Kochbanane schälen und in ca. 0,5 cm dicke Scheiben schneiden, salzen und in Öl frittieren. Die Stücke müssen auf nicht sehr heißer Flamme goldbraun frittiert werden.

- Danach die Zwiebeln (und ggf. die anderen Zutaten) und einen halben Löffel Brühe dazugeben und weiter frittieren, bis die Zwiebeln leicht braun werden.

- Eier dazugeben und wie bei einem Pfannkuchen eine Seite kurz braten, wenden und die andere Seite auch braten.

- Wenn die Eier deiner Meinung nach durch sind, ist alles fertig.

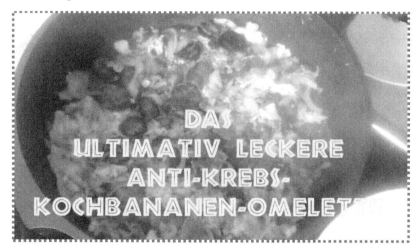

DAS ULTIMATIV LECKERE ANTI-KREBS-KOCHBANANEN-OMELETT

Afrikanisches Chili con carne, reich an Eiweiß

Schnell, einfach, lecker, proteinreich!

Zutaten:

500 g Kidneybohnen (getrocknete oder aus der Dose, siehe Rezept 3), 500 g Hackfleisch, Öl, ¼ Chilischote, 2 große frische Tomaten, mind. 2 große Zwiebeln, 50-100 g Ingwer, 4-6 Zehen Knoblauch, Öl (nach Geschmack), 2 volle Esslöffel Tomatenmark, Salz, Gemüsebrühe, Chilipulver süß, Honig

Zubereitung:

- Grob geschnittene Zwiebeln, Ingwer und Knoblauch kurz in heißem Öl anbraten, einen Teelöffel Honig darin vermischen und weiter anbraten.

- Danach frische Tomaten, Hackfleisch und Salz dazugeben und gut durchbraten (ca. 5 Minuten).

- Die Flamme auf mittlere Stufe stellen. Die Bohnen, das Tomatenmark und die Chili dazugeben und ständig umrühren.

- Nach ca. 5 Minuten dann ein Glas Wasser, Chilipulver dazu geben, umrühren und zudecken. Regelmäßig umrühren und ca. 20 Minuten kochen. Mit Brühe abschmecken und noch 5 Minuten köcheln lassen.

- Fertig. Du kannst das Chili mit Reis, Kochbananen, Kartoffeln, Hirse, Nudeln usw. oder auch einfach so essen.

207

Grünkohl mit ungerösteten Mandeln (Erdnüssen) und Kochbananen. Nationalgereicht in Kamerun

Zutaten:

Mandeln oder frische, getrocknete, ungeröstete Erdnüsse aus Afro-Shops. Man kann auch direkt die fein gemahlenen Mandeln benutzen

Gefrorenen Grünkohl, aufgetaut

Ingwer, Zwiebeln, Knoblauch, Chilischoten (Habaneros), 3 frische Tomaten, Lauch, Lauchzwiebeln, Petersilie

Ein Fisch deiner Wahl oder auch Rindfleisch (du darfst auch gerne Schweinefleisch benutzen)

Gelbe Kochbananen: 2 Stück pro Person

Öl, Salz, Bio- Gemüsebrühe

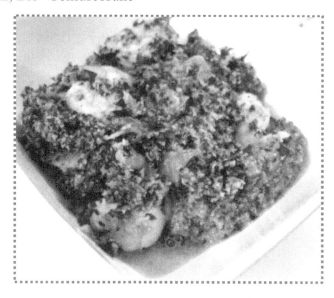

Zubereitung:

- Mandeln oder Erdnüsse in Wasser kochen, ca. 30 Minuten. Die braune Haut entfernen und dann die weißen Kerne (oder auch direkt die vorgemahlenen Mandeln) mit Wasser in einer Küchenmaschine zu einer Paste fein pürieren.

- Grünkohl kurz kochen und Wasser herauspressen.

- Fisch mit ein bisschen Salz und Pfeffer würzen oder das Fleisch in kleinere Stücke schneiden, so groß, wie man möchte.

- Öl in einen Topf gießen und erhitzen. Die Hitze muss nicht stark sein, weniger als die mittlere Stufe. Dann den Fisch darin braten und wieder herausnehmen. Man muss den Fisch aber nicht braten, man kann ihn auch einfach gegen Ende in die fertige Sauce legen und ca. 5-10 Minuten bei niedriger Temperatur mit garen.

- Zwiebeln schneiden und zusammen mit Ingwer und Knoblauch in die vorgeheizte Pfanne mit dem Öl des gebratenen Fischs geben.

- Falls du mit Rindfleisch kochen wolltest, erst Rindfleisch in Öl kurz anbraten, dann Zwiebeln, Knoblauch, Ingwer dazugeben und salzen

- Hier machen viele Kameruner es auch anders. Sie pürieren alle Zutaten – Zwiebeln, Chili, Gewürze, Kräuter und frische Tomaten – zusammen, außer Petersilie, Lauch und Lauchzwiebel. Das ist gesünder und die Nährstoffe werden gut vom Körper aufgenommen.

- Wenn die Zwiebeln leicht braun geworden sind, die pürierte Mischung (oder alle geschnittenen Kräuter und Gewürze inkl. frische Chili) dazugeben, einige Minuten ständig rühren, dann Wasser zugießen, den Topf schließen und ca. 30 Minuten kochen lassen.

- Danach die feine gemahlene Paste, Lauchzwiebeln, Lauch und Petersilie dazu, ein bisschen Wasser, Hitze reduzieren und noch 25 Minuten kochen, bis das Wasser ein bisschen verdampf ist und das Fleisch zart geworden ist. Du kannst auch wieder Wasser nachgießen und noch weiter kochen, falls das Fleisch noch mehr Zeit braucht. Wenn du willst, dann gib Brühe dazu.

- Wenn das Fleisch für dich okay ist, den Grünkohl zu der weißen Mischung im Topf geben und ständig umrühren. Warte noch ein bisschen, bis das Wasser verdampft ist und du langsam Öl siehst. Die leckere Grünkohl Sauce ist weiß-grün. Deine Sauce ist fertig.

Vorher, nachher oder während die Sauce kocht Kochbanane kochen. Grüne Kochbananen schmecken danach wie Kartoffeln. Gelbe Kochbananen schmecken süß. Die Kochbananen einfach schälen, in zwei oder drei Stücke teilen, oder auch die ganze Banane nehmen, in einen Topf mit Salzwasser geben und ca. 25 Minuten kochen.

Für eine Person reichen zwei Kochbananen.

Auch gebratene Kochbananen passen hervorragend dazu, gerne auch Kartoffeln, Reis, usw. – wie man will.

Kochbananen-Brei mit Kidneybohnen und Palmöl

Zutaten:

Frische gelbe, süße Kochbananen, 2-3 Stück pro Person.

Kidneybohnen in Dosen (besser wären trockene Rote Bohnen, die man vorher in Wasser einweicht und dann kocht. Das ist gesünder)

Chili

Öl, Salz

Zubereitung:

- Kochbananen gut waschen, quer halbieren und samt Schale in einem Topf mit Wasser kochen. Wenn der Topf groß genug ist, die Kochbananen als ganze lassen und so kochen.

- Nach ca. 25-30 Minuten die Kidneybohnen hinzugeben und kurz darauf den Herd abstellen.

- Wasser abgießen und die Kochbananen von den Bohnen trennen.

- Kochbananen aus der Schale befreien und noch warm zerstampfen. In einem Mörser, wenn man einen hat, sonst geht es auch gut in einem normalen Topf. Man kann auch alles in einem Mixer pürieren.

- Palmöl und zerkleinerte Chilischoten dazugeben und weiter zerstampfen. Danach kommen die Bohnen dazu. Mit

211

einem Holzlöffel umrühren, bis alles vermischt ist. Salzen. Das sehr leckere und gesunde Essen ohne jeglichen tierischen Zusatz ist fertig.

Achtung: Es ist so lecker, dass man nicht mehr aufhören will.

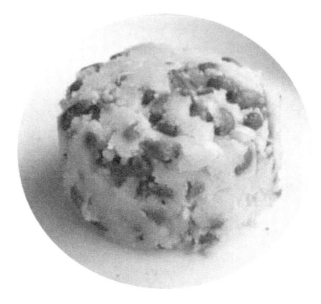

In meinen Büchern „Gesund und geheilt mit der Lebensmittelapotheke (ISBN 978-3-946551-16-7) „Abnehmen mit Charme" (ISBN 978-3-946551-48-5) und „DAINU-Vegan: Das Referenzbuch der veganen Ernährung für Fleischliebhaber" (ISBN 9783-946551-97-3)" findest noch mehr tolle Kochrezepte, die deine Darmflora garantiert stetig und dauerhaft gesund halten.

8.

DIFO® –
DANTSE IMMUN FORTE
und Makossa hot
rotic: Therapeutische
und leckere Saucen
für den Darm

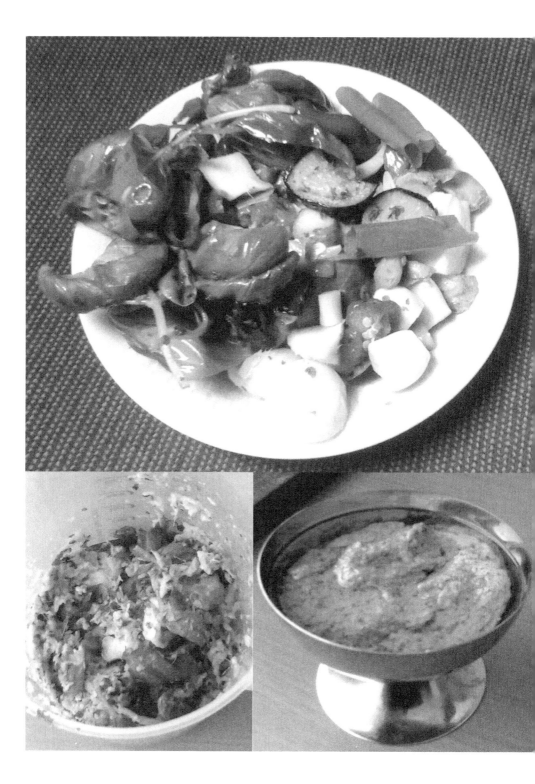

Diese speziellen Kräutersaucen schmecken nicht nur deinem Darm und seinen Mitbewohnern. Die perfekten und einzigartig leckeren Saucen sorgen beim Genießen für eine kontinuierliche Sanierung des Darms.

8.1 DIFO® – DANTSE IMMUN FORTE

Die therapeutische Sauce

Life & Health Protect Energy Sauce

DIFO- trägt zur normalen Funktion des Immunsystems bei. Die Gesundheits-Cocktail-Sauce. Eine neue Generation von therapeutischer Heilernährung, die schmeckt.

Die Sauce enthält Vitamin A, B und C, Natrium, Calcium, Kalium, Magnesium, Silizium, Schwefel, Phosphor, Iod, Eisen, Zink und viel mehr.

DIFO schützt deinen Körper vor Krankheitserregern und hilft dir bei sämtlichen Erkrankungen **schneller gesund zu werden**.

Damit dein Immunsystem stark bleibt, empfehle ich DIFO®

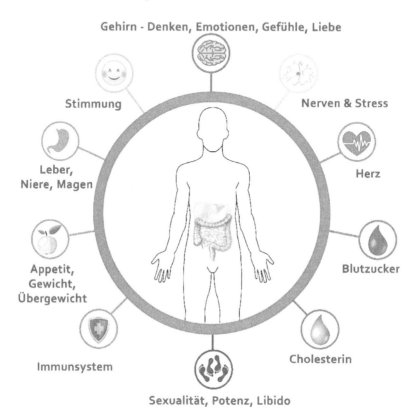

Die Sauce…

☺ hilft dir mit der einzigartigen „Vital-Formel" aus bewährten Kräutern, Pflanzen und Gewürzen

☺ hilft dir mit der Kraft der Natur

☺ enthält wichtige Mineralien, die Zellen vor oxidativem Stress schützen

216

☺ enthält bereits die Tagesdosis an Vitamin C, A und mehr

☺ enthält wichtige Aminosäuren

☺ fördert die bessere Durchblutung

☺ reinigt, saniert und stärkt den Darm und die Darmflora, sowie Niere und Leber

☺ kurbelt außerdem die Fettverbrennung an und ist somit hilfreich bei der Gewichtsreduktion

☺ senkt den Cholesterinspiegel

☺ hilft bei Übersäuerung und Entzündungen des Körpers

☺ bekämpft Grippe, Erkältungen und Halsschmerzen

☺ bekämpft die Müdigkeit usw. Bei Männern und Frauen ist sie gleichermaßen wirksam

☺ stärkt die Psyche, hebt die Laune und macht glücklich

☺ verstärkt das Konzentrationsvermögen und somit die mentalen und psychischen Fähigkeiten

☺ verbessert die allgemeine Ausdauer

☺ stärkt das Bindegewebe

☺ verbessert die Blutwerte

☺ wirkt antibakteriell und antimikrobiell

☺ bekämpft Infektionen

☺ hilft bei der Krebsvorsorge und -bekämpfung

☺ hilft bei Stoffwechselstörungen

☺ bekämpft Diabetes

☺ hilft bei Bluthochdruck

☺ hilft bei Autismus, ADHS und Demenz

☺   hilft bei hormonell bedingten Störungen und Beschwerden

☺   beugt Thromben vor

☺   hilft bei Übergewicht und lindert den Hunger

☺   ist ein super Fettverbrenner

☺   hilft gegen Mangelerscheinungen und Lebensmittelunverträglichkeiten

☺   bekämpft Mundgeruch

☺   stärkt die Potenz und die Feuchtigkeit der Scheide

☺   verhindert eine vorzeitige Ejakulation

Drei Esslöffel am Tag schützen dich vor Krankheiten, stärken dein Immunsystem und deine Psyche und erhöhen dein tägliches Glücksgefühl

DIFO: die erste therapeutische Sauce, die auch **wunderbar schmeckt**. Sie dient zur optimalen Stoffwechsel-Harmonisierung und Immunsystemstärkung. Alles frisch, null chemische Zusätze, null Geschmacksverstärker, null Konservierungsstoffe.

218

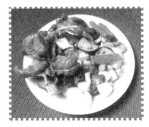 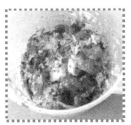 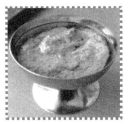

DIFO ist eine Mischung auf Basis der 4 Wunder-Gewürze. Sie ist die perfekte Variante den Darm zu reinigen, zu sanieren und zu stärken – und dabei ist sie auch noch super lecker. Die Darmsanierung wird beim Verzehr der Sauce in die Ernährung integriert. Gehört diese Sauce zu deiner normalen Ernährung, wird dein Darm selten krank werden.

Eine Sauce, die körperliche und psychische Krankheiten heilt und super schmeckt: DIFO – DANTSE IMMUN FORTE, Life & Health Protect Energy Sauce. Die magische, scharfe, therapeutische Sauce mit Ingwer, Knoblauch, Zwiebeln, Chili und vielem mehr.

Einmal essen und süchtig werden. Stärkt den Körper, lindert viele Beschwerden und hilft beim Abnehmen.

Die Sauce ist eine Mischung aus ausgewählten gesundheits- und potenzsteigernden Kräutern. Sie regt an, macht Lust auf Sex, fördert die Durchblutung und der Körper wird wärmer und erregter. Nicht nur hilfreich bei Potenzschwäche, sondern auch eine echte, universale Geschmacks-Cocktail-Delikatesse passend zu:

☺ Brot

☺ Fisch

☺ Fleisch

☺ Gemüse

☺ Kartoffeln

☺ Käse

☺ Nudeln

☺ Reis

☺ Karotten, Chips usw. als Dip

☺ Marmelade

☺ Fast allem

Regelmäßig gegessen, wirst du ein dauerhaftes Ergebnis und allgemeines Wohlbefinden verspüren. Diese Sauce sollte nicht mehr auf deiner Speisekarte fehlen! Sie wird auch nie mehr fehlen, sobald du sie das erste Mal probiert hast!

Hier ein **Auszug der Zutaten** (die Gesamtzusammensetzung ist geheim)

☺   Pflanzliches Öl

☺   frischer Ingwer (am besten Bio-Qualität und möglichst frisch und saftig, nicht faserig)

☺   Zwiebeln

☺   Knoblauch

☺   frische gelbe, rote oder grüne Habanero-Chilis

☺   frische Kurkuma

☺   Galingalewurzel

☺   Galangawurzel

☺   Und viel mehr

Ballaststoffe sind für den Darm sehr wichtig. Diese Sauce ist ballaststoffreich. Ballaststoffe reinigen nicht nur den Darm, sondern machen ihn auch gesund.

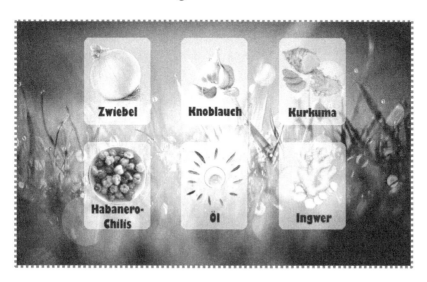

DIFO®
Mein Produktversprechen

✓ Eigene Entwicklung

Meine Rezeptur wurde auf Basis afrikanischer Lehren und wissenschaftlicher Erkenntnisse entwickelt und wird permanent optimiert.

✓ Hochwertige Rohstoffe

Ich setze ausschließlich hochwertige Pflanzen-Rohstoffe höchster Qualität ein.

✓ Ohne Gentechnik

Alle verwendeten Pflanzen sind garantiert gentechnisch unverändert.

✓ Garantiert unbestrahlt

Es wird keine potentiell gesundheitsgefährdende Strahlung eingesetzt, um z. B. die Haltbarkeit des Produktes zu erhöhen.

✓ Kontrollierte Qualität

Alle Zutaten unterliegen strengster Qualitätskontrollen – vom Saatgut bis zum Endprodukt.

✓ Hergestellt in Deutschland

Ich produziere ausschließlich in Deutschland nach höchsten Qualitäts- und Hygienestandards.

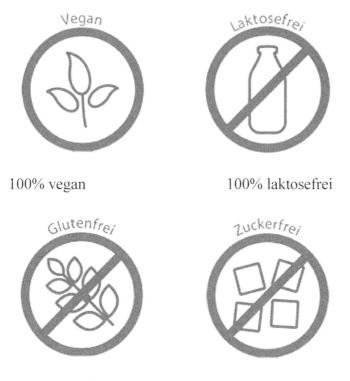

100% vegan   100% laktosefrei

100% glutenfrei   Ohne Zucker oder Zuckerersatz

Überzeuge dich jetzt von der Qualität und Heilkraft von DIFO!

Du möchtest die fertige Sauce kaufen? Kein Problem. Geh auf meine Seite, dort kannst du die fertige Sauce bestellen: https://mycoacher.jimdo.com/gesundheit-und-ernaeh-rung/difo-dantse-immun-forte/ oder schreib mir unter le-ser@dantse-dantse.com.

8.2 Makossa hot rotic

Diese magische und scharfe Sauce, die zu allem passt, ist nicht nur sehr lecker, sondern wirkt auch therapeutisch. Die wunderscharfe Sauce war ursprüngliche zur Potenzsteigerung gedacht, aber sie bekämpft auch sehr wirksam Krankheiten und macht außerdem schlank. Makossa Hot rotic ist mehr als eine Sauce. Sie ist ein Vitamin- und Mineralstoff-Cocktail wie keine andere existierende Sauce.

Die Sauce hat die gleichen Eigenschaften wie DIFO, bekämpft aber auch Potenzstörungen mit psychischen Ursachen.

Wie auch DIFO, passt Makossa Hotrotic zu:

☺ Brot

☺ Fisch

☺ Fleisch

☺ Gemüse

☺ Kartoffeln

☺ Käse

☺ Nudeln

☺ Reis

☺ Hülsenfrüchten

☺ Karotten, Chips usw. als Dip

☺ Marmelade

☺ Fast allem

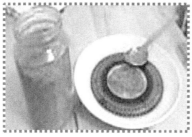

Du möchtest die fertige Sauce kaufen? Kein Problem. Geh auf meine Seite https://mycoacher.jimdo.com/gesundheit-und-ernaehrung/makossa-hotrotic/ oder schreib mir über leser@dantse-dantse.com.

224

9.

Der Darm braucht Vitamin D: Die Sonne heilt und beugt Krankheiten vor.

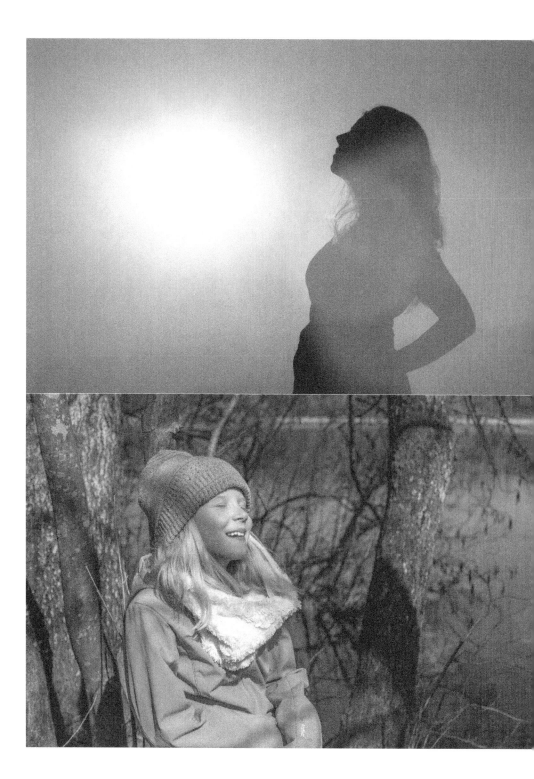

Die Sonne ist ein starkes „Medikament" für den Darm. Wenn die Sonne (Vitamin D) fehlt, geht der Darm baden.

Viele wissenschaftliche Studien zeigen heute, dass eine ausreichende Versorgung mit Vitamin D unverzichtbar ist für eine solide Gesundheit. Vitamin D ist an zahlreichen **Stoffwechselprozessen** im Körper beteiligt. Die Sonne kurbelt den Stoffwechsel an! Vitamin D reguliert den Kalzium- und Phosphatstoffwechsel und stärkt die Muskeln. Auch ist die Sonne eine „Nahrung", die **Krebs vorbeugt**.

Krankheiten, die in Verbindung mit Vitamin D-Mangel stehen, sind: Knochenkrankheiten wie Rachitis und Osteomalazie, Osteoporose, Knochenverkrümmung- & -erweichung, erhöhte Infektanfälligkeit, Muskelschwäche, Autoimmunkrankheiten, Infektionskrankheiten, Erkältungen, Entzündungen, Krebs usw. Ein Vitamin-D-Mangel kann auch zu einem Herzinfarkt führen.

Vitamin D ist eigentlich kein richtiges Vitamin, sondern ein **Hormon**. Die Besonderheit bei diesem Vitamin ist, dass es im Gegensatz zu den meisten anderen Vitaminen vom Körper (vor allem Leber und Nieren) durch die UVB-Strahlung der Sonne **auf der Haut selbst gebildet** wird.

Vitamin D ist ein fettlösliches Vitamin und wird daher im Körperfett gespeichert, aber auch in den Muskeln. Im Winter leben Menschen dann mit dem **Vitamin D-Vorrat aus dem Sommer**. Ist der Vitamin D-Speicher voll, kommt man damit ganz gut über den Winter, wenn dieser nicht sehr lang ist.

Bei Menschen, die fettleibig sind, funktioniert das allerdings nicht: Bei ihnen wird das Vitamin D zwar im Körperfett eingelagert, aber oft nicht mehr ans Blut abgegeben. Deswegen wird bei **Menschen mit Übergewicht oft ein Vitamin D-Mangel** festgestellt.

Aber auch bei vielen normalgewichtigen Menschen reicht der Vorrat aus dem Sommer nicht. Sie gehen zwar in die Sonne, aber dennoch synthetisiert den Körper wenig Vitamin D, weil sie auf dem ganzen Körper Sonnencreme aufgetragen haben. Deswegen kommt es dazu, dass **gerade im Winter viele Menschen krank werden und schlechte Laune**, Kopfschmerzen, Migräne, Erkältung, Fieber usw. haben.

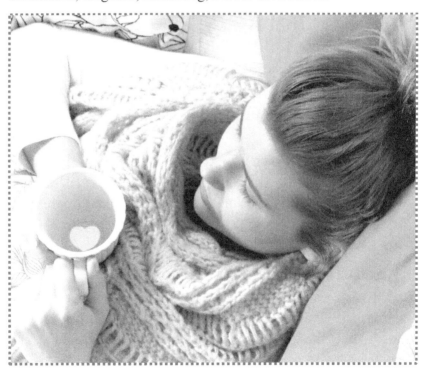

Im Darm sind Vitamin D-Rezeptoren auf den Zellen verteilt, die helfen, dass **Calcium** gut aufgenommen wird. Diese Funktion **bekämpft die Übersäuerung** des Darms. So werden chronisch-entzündliche Darmerkrankungen und Darmentzündungen verhindert, bekämpft, oder es wird ihnen sogar vorgebeugt.

ACHTUNG:

Durch Glas, zum Beispiel durch Fensterscheiben im Auto oder im Haus, können die UV-Strahlungen keine Wirkung zeigen. Auch wenn man die Sonne abbekommt, kann die Haut also kein Vitamin D bilden.

Auch UV-Strahlungen aus dem Sonnenstudio sind völlig wirkungslos und schaden nur der Haut.

.

10.
Proteine machen den Darm gesund

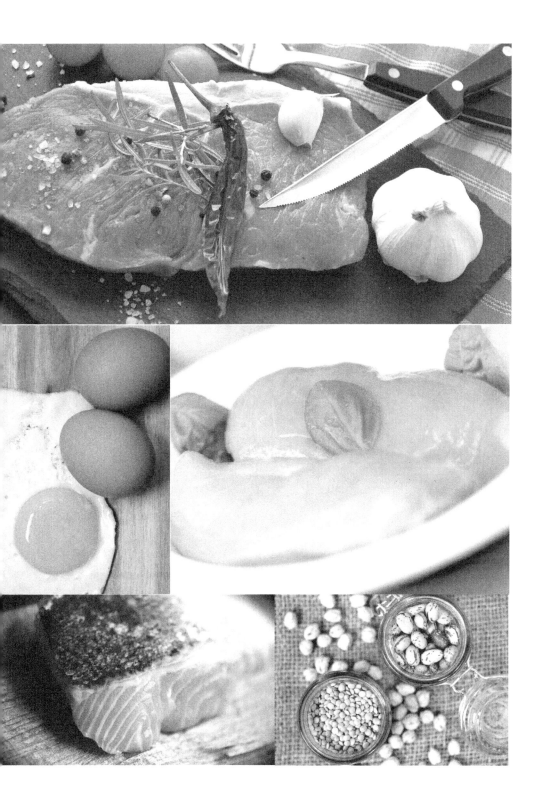

Nahrungsmittel mit vielen **Proteinen** helfen bei der Darmreinigung und **bekämpfen Darmkrankheiten**. Eine proteinreiche Ernährung kann Entzündungen im Darm und in der Darmumgebung, sowie Beschwerden wie Morbus Crohn (chronische Schleimhautentzündung unklarer Ursache) und *Colitis ulcerosa* (chronische Entzündung der Dickdarmschleimhaut), lindern.

Ohne Eiweiß kann ein Mensch nicht überleben. Unsere Haut, unsere Muskeln, unser Herz, unsere Leber, unsere Lungen, unser Gehirn, unsere Knochen, Arterien, Venen, Haare, Fingernägel usw. sind aus Gewebe aus Proteinen gemacht.

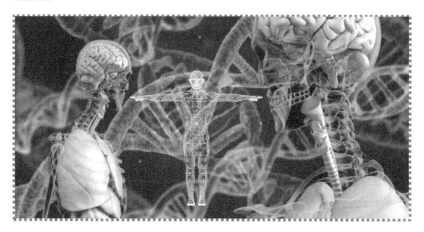

Proteine haben **wichtige Funktionen** für den menschlichen Körper. Alle Organe und Zellen unseres Körpers enthalten Proteine. Als Enzyme **regulieren sie den Stoffwechsel**. Alle Proteine bestehen aus lebenswichtigen Aminosäuren. Jede einzelne Aminosäure verbindet sich jeweils mit anderen Aminosäuren zu Ketten mit bestimmten **Schutzfunktionen** sowie präzisen Eigenschaften.

Im Darm gibt es Bakterien, die Proteine bzw. Aminosäure benötigen, um bestimmte **Immunzellen**, die Gewebe im Körper schützen, zu aktivieren. Das Fehlen bzw. eine Unterdosierung von Proteinen kann dazu führen, dass bestimmte Bakterien im Darm, die die Immunzellen aktivieren, fehlen. Dies kann zu vielen Krankheiten und zu Übergewicht führen. Proteine sind wichtig, wenn man **Fett verarbeiten** und verbrennen will.

Proteine enthalten **alle essenziellen Aminosäuren** in den richtigen Mengen. Proteine werden benötigt, um Fett und Cholesterin durch den ganzen Körper zu transportieren. Wenn Fett und Kohlenhydrate in unzureichender Menge vorhanden sind, produzieren Proteine die Energie, die der Körper braucht.

Da Proteine nicht wie Fett im Körper gespeichert werden können, müssen sie dem Körper so oft wie möglich zugeführt werden. **Hochwertiges tierisches Eiweiß** muss für nicht-Vegetarier Teil jedes Programms zur Gesundheit, zur Darmsanierung und zum Abnehmen sein. Fleisch, Rindfleisch und Wildfleisch, Geflügel und Fisch enthalten viele Proteine. Ich habe dies bei den Menschen in Kamerun und im Tschad gesehen, die sehr viel Rindfleisch essen. Sie sind sehr muskulös und schlank und leiden selten an sogenannten Zivilisationskrankheiten. Bei diesen Menschen ist Übergewicht kaum bekannt.

Tierische Proteine sind die beste Art von Proteinen in Bezug auf ihren Nährwert. Für einen ordnungsgemäßen Proteinstoffwechsel ist es erforderlich, dass alle Aminosäuren im richtigen Verhältnis zueinander vorhanden sind. Daher ist eine ausgewogene, hochwertige Zufuhr von Proteinen so wichtig und diese erreicht man am besten mit Tierfleisch.

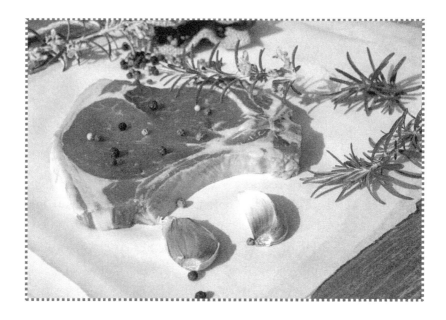

Wichtig: Verarbeitete Fleischprodukte wie Schinken, Bratwurst, Fleischwurst, Dosenfleisch usw. enthalten so viele Chemikalien, dass sie eine echte Gefahr für die Gesundheit sind, wenn sie regelmäßig und in großen Menge gegessen werden. **Verarbeitete Fleischprodukte sind deswegen keine gute Proteinquelle.**

Achtung: Nicht nur ein Mangel an Proteinen kann der Gesundheit schaden und Krankheiten verursachen. Auch die Aufnahme von **zu vielen Proteine** über einen längeren Zeitraum hinweg kann beispielsweise dem Darm und der Darmflora, der Leber oder der Niere schaden, was wiederum den Körper krank macht.

11.
Entschlackung und Entkalkung machen gesund

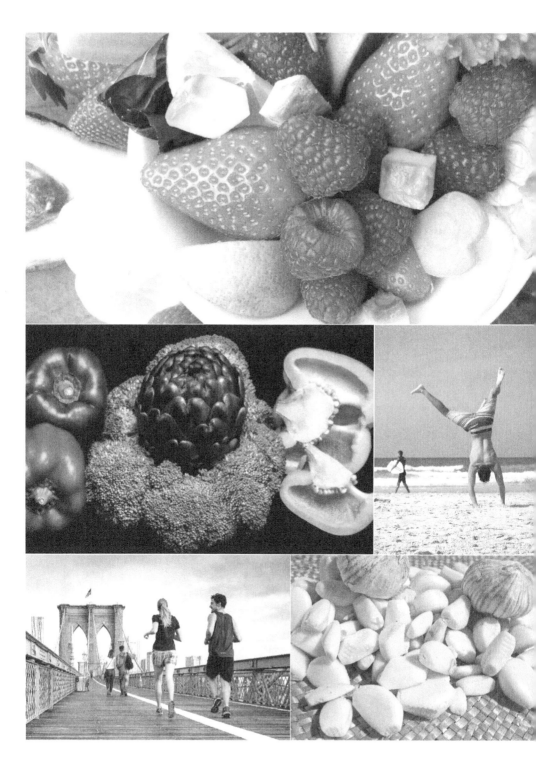

Eine **Entschlackungskur befreit den Darm**, das Blut und die Organe von Schlacken und Giften. Der Körper wird entsäuert. Entschlacken hilft dem Darm Vitalstoffe besser aufzunehmen und zu resorbieren. Während der Entschlackungskur verlieren die meisten Menschen viele Kilos.

Schlacken aus dem Darm werden mit Hilfe eines gründlichen Entsäuerungsprogramms ausgeleitet.

Eine Entschlackungsernährung sollte basisch sein, um die Entsäuerung zu fördern und die Übersäuerung zu beseitigen. Zu empfehlen sind:

☺　Pflanzliches **Öl**: hilft sehr bei der Entschlackung und löst Schlacken und Kalk auf. Immer ausreichend mit Öl kochen.

☺　Viel **Obst** (besonders Ananas, Apfel, Papaya, Mango, Avocado und Beeren)

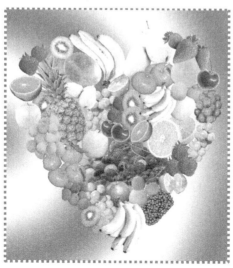

☺ **Bitterpflanzen** und Gemüse (Mariendistel, Artischocke, Wermut usw.)

☺ Bittere **Kräuter-Tees** lösen Schlacken auf

☺ **Noni-Saft** aus der traditionellen exotischen Heilfrucht „Noni", eine exotische Frucht, die auch unter dem Namen „indische Maulbeere" bekannt ist

☺ **Gemüse**. Es sollte leicht gedünstet werden. Rohes Gemüse sollte nur begrenzt gegessen werden, um Gärung und somit Verdauungsstörungen zu vermeiden

☺ Frische **Säfte** (wegen der Enzyme)

☺ Viel **Wasser** hilft beim Ausspülen, vitaminarmes Wasser ist zu bevorzugen

☺ Afrikanische **Kohlenhydrate** (siehe Kapitel 7.2.5)

☺ **Reis**

☺ Bedingt **Nudeln** (Vollkorn)

☺ Leichte **Suppen** ohne Milch-, Weizen-, und Zuckerprodukte

☺ **Gewürze** wie Ingwer, Zwiebeln, Knoblauch und Chili. Sie gehören zu den wichtigsten Entschlackungslebensmitteln. Sie sollten auch bei den verschiedenen Obst-Smoothies nicht fehlen.

☺ **Sport und Bewegung** sind sehr gut und fördern eine gute Entschlackung.

So eine Ernährung lässt den Darm sich selbst entschlacken ohne, dass du noch etwas dafür tun musst!

Aber du kannst gerne ab und zu gezielt den Darm entschlacken, wenn du den Eindruck hast, du ernährst dich nicht basisch und gesund bzw. vorwiegend säuerlich.

5 Wege, um Verkalkungen und Verschlackungen zu beseitigen:

☺ Saft aus **Knoblauch** (mind. 20 Zehen), **Ingwer** (mindestens 200g, Bio), **Zitronen** (ca. 3 Stück, Bio) und Wasser (ca. 1l). Die geschälten Knoblauchzehen und den ungeschälten Bio Ingwer in einem Mixer mit Wasser fein zerkleinern. Das Ganze kurz aufkochen, den Saft der 3 Zitronen mit der geriebenen Schale dazu tun. Das Ganze über Nacht stehen lassen. Jeden Tag vorm Frühstück und abends vorm Abendessen ein halbes Glas davon trinken, ca. vier Wochen lang.

☺ Entschlackung durch direkte Injektion von Wasser, Salz und Öl durch den Anus in den Darm mit einer Abführpumpe. Das geht am schnellsten. (siehe Kapitel 6.2)

☺ Öl: einfach genug Öl beim Kochen benutzen

☺ Tee-Kuren (siehe Kapitel 7.2.6)

☺ DIFO – DANTSE IMMUN FORTE (siehe Kapitel 8.1): Unser Darm entscheidet: Dies ist die ultimative Sauce für eine gesunde und leckere Entschlackung

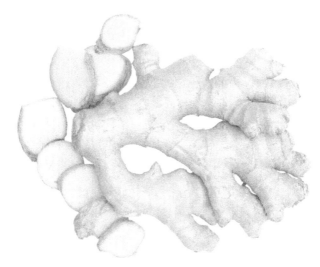

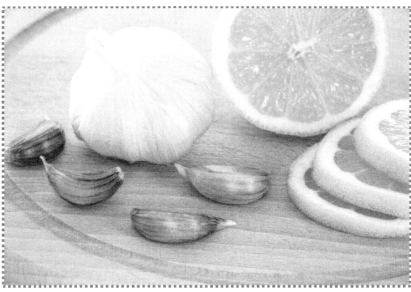

Lebensmittel, die Schlacken und Verkalkungen fördern, sind unter anderem:

☹   Milch und Milchprodukte in großen Mengen

☹   Süßes

☹   Alkohol

☹   Kaffee und schwarzer Tee

☹   Fertiggerichte

☹   Transfette

☹   kohlensäurehaltige Getränke, auch Wasser

☹   Fleischkonsum sollte stark reduziert werden, Wurstwaren sollten komplett vermieden werden

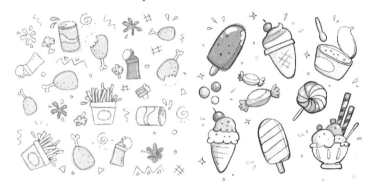

Weitere Faktoren sind Nikotin, Medikamente, Umweltgifte, chemische Stoffe (auch im Haushalt), Pollen, Schimmel und Hausstaub. Aber auch **psychische Faktoren** wie Stress, Depressionen und Ängste sowie Bewegungsmangel können Schlacken verursachen. Die Schlackenstoffe lagern sich im Gewebe, in der Haut, in den Gefäßen, in den Organen (Leber, Nieren usw.), in den Gelenken, dem Darm und der Darmschleimhaut ab. Mehr über Schlacken kannst du in Band 1 oder dem Sammelband erfahren.

241

12.

Fasten macht den Darm gesund

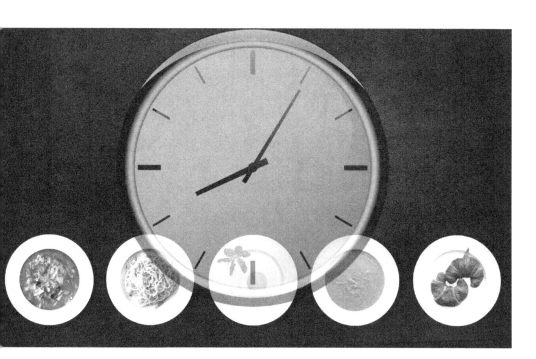

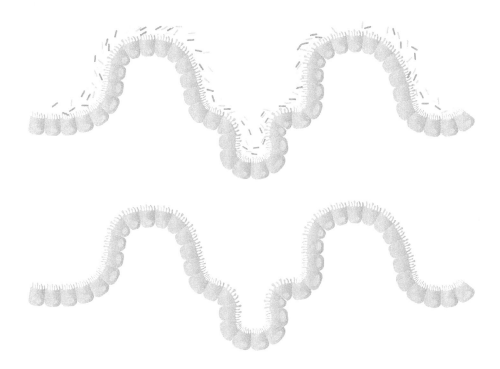

Der Darm funktioniert, wenn er funktionieren muss, also wenn er das Essen, sei es die Lebensmittel oder die mentalen Nahrungsmittel (wie Gedanken und Gefühle), verarbeiten muss.

Durch Fasten kann man seine Darmflora ebenfalls bereinigen. Regelmäßige Fastentherapien wirken nach meiner eigenen Erfahrung meist besser als Medikamente.

Während dieser Phase wird die Aktivität des Darms reduziert. Fasten gibt dem Darm und dem Magen die Ruhe, die sie brauchen. Sie nutzen diese **Ruhe, um ihre beschädigten Strukturen wiederherzustellen**. Krankheiten wie Hämorrhoiden, Proktitis, Colitis, Appendizitis, Enteritis, Typhus, Gastritis usw. werden während des Fastens schnell geheilt. Der Darm eliminiert nur noch den geringen Abfall, den der Körper produziert (tote Zellen und metabolische Rückstände).

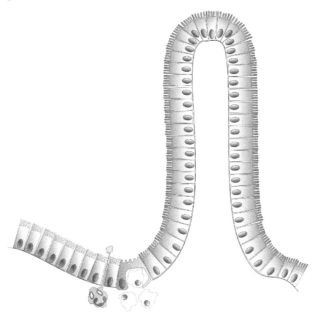

Während des Fastens gibt es wenig Abfall im Verdauungstrakt und der Darm ist geruchlos und frei von bestimmten schädlichen Bakterien. Fasten hilft also dabei, den Darm zu regenerieren. Er **gleicht seine Bakterienflora** aus, nachdem er den Abfall beseitigt hat, der ihn gestört hat. Die Darmdivertikel (säckchenförmige Ausstülpungen der Darmschleimhaut) werden entleert und ziehen sich zusammen. Die Reinigung der Darmmembran führt zu einer **besseren Aufnahme von Nährstoffen**.

Fasten macht gesund und dafür braucht man nicht immer unbedingt die ganz drastische Fasten-Kur. **Intermittierendes Fasten**, Fasten während eines Tages, würde bei vielen Menschen schon reichen und helfen, die Darmflora zu regulieren.

Fasten während eines Tages, das bedeutet lange Pausen zwischen den Mahlzeiten zu machen, unterstützt die Gesundheit. **Mehrstündiges Fasten** verhindert nicht nur die Gewichtszunahme, sondern hilft dem Körper, Schadstoffe auszuscheiden. Lange Pausen zwischen den Mahlzeiten entsprechen am ehesten dem biologischen Rhythmus des menschlichen Körpers.

Die Konsumgesellschaft hat diese gesunde Realität aufgehoben und den Menschen zu einer **Fressmaschine** gemacht. Eine Maschine, die ohne Pause Essen aufnimmt, aber keine Zeit hat, dieses vollständig zu verarbeiten und in Energie und Abfall umzuwandeln.

Die vielfach postulierten vielen kleinen Mahlzeiten am Tag in kurzen Zeitintervallen sind nicht natürlich.

Durch lange Pausen zwischen den Mahlzeiten hat der Darm die Zeit und die Energie, das zugefügte Essen zu verarbeiten und umzuwandeln. Außerdem hat er genügend Zeit, um auf **gespeicherte Fettreserven** zuzugreifen, um die nötige Energie bis zur nächsten Mahlzeit zu haben.

Gesonderte **Reinigungen und Einläufe** während des Fastens sind nach dem afrikanischen Wissen nicht nötig und können sogar gefährlich sein, es sei denn, man macht sie vor Beginn des Fastens und nicht währenddessen. Die einzige notwendige Reinigungsaktion ist der „geistige Einlauf": **Die Entfernung von negativen Gedanken.**

Erst mit einer positiven Einstellung während des Fastens hilft das Fasten unserer Gesundheit und kann Krankheiten beseitigen.

Ein effektives Fasten muss auch **spirituell** geschehen. Denn es ist bewiesen, dass unser Darm mit anderen Nervensystemen kommuniziert und interagiert. Der Darm verarbeitet nicht nur Lebensmittel, sondern auch Gedanken, Gefühle, Emotionen usw.

Damit der Darm wirklich seine Ruhe bekommt, muss man deswegen nicht nur auf Lebensmittel verzichten, sondern auch auf negative Gedanken.

Fasten reguliert auch das Übergewicht

Durch lange Pausen zwischen den Mahlzeiten hat der Körper die Zeit und die Energie, das zugefügte Essen zu verarbeiten und umzuwandeln. Außerdem hat er genügend Zeit, um auf gespeicherte Fettreserven zuzugreifen, um die nötige Energie bis zur nächsten Mahlzeit zu haben. Übergewicht verursacht viele Krankheiten. **Durch das Vermeiden von Übergewicht bekämpft man also auch Krankheiten** wie zum Beispiel Diabetes oder Krebs und andere, die im Zusammenhang mit Fettleibigkeit stehen, wie:

- ☹ Kardiovaskuläre Erkrankungen
- ☹ Belastung der Knochen und Gelenkschäden
- ☹ Herzkrankheiten
- ☹ Hormonelle Störungen
- ☹ Gallensteine
- ☹ Verminderte Zeugungsfähigkeit
- ☹ Depressionen
- ☹ Hoher Blutdruck
- ☹ Hohes Gesamtcholesterin
- ☹ Asthma
- ☹ Schlafstörungen

Achtung: beim Fasten haben die meisten Menschen Mundgeruch. Man merkt dies an Menschen, die am Tag fasten und gar nichts trinken.

Du kannst in den ersten 3 Tagen des Fastens schlechten Atem und starke Schweißausbrüche bekommen. Es hängt von deinem **Level der Giftstoffe** vor dem Fasten ab. Wenn die Gifte dann ausgeschieden worden sind, hast du keinen schlechten Atem mehr und dein Schweiß fühlt sich gut an. Deine Zähne werden heller und deine Haut wird zarter und weicher.

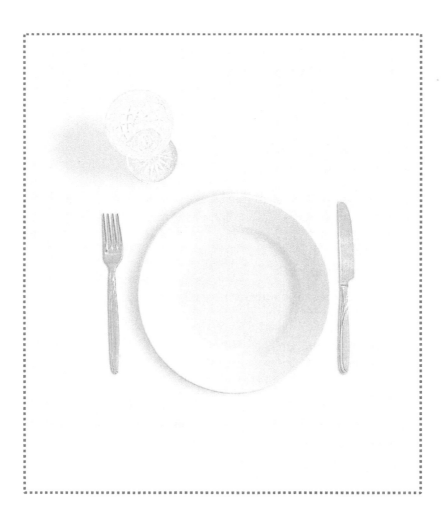

13.
Durch Bauch- und Darmmassage Darmwandmuskeln aufbauen

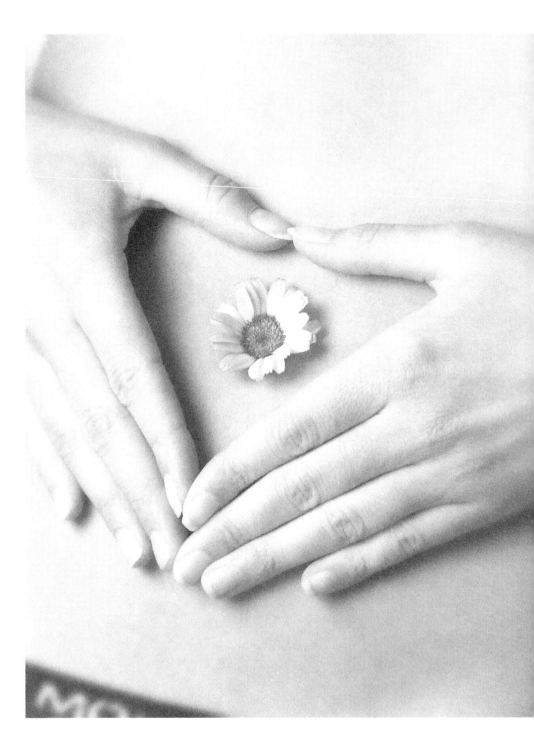

Die Darmmassage kann helfen den Darm zu beruhigen, Verstopfungen, Bauchschmerzen, Bauchkrämpfe und Bähungen zu vermeiden, den Durchlauf der Fäkalien nach außen zu erleichtern und die Darmflora durch Stimulation der Bakterien anzuregen.

Durch Sport und Po-Bauch-Muskulatur-Übungen massierst du automatisch deinen Darm. **Wenn du aktiv bist, ist dein Darm auch aktiv. Deine Darmmuskeln werden aktiv**. Die Wand des Verdauungskanals besteht aus glatter Muskulatur. Die Magen-Darmschleimhaut, die den Verdauungskanal auskleidet, ist ein langer Kanal von ca. 10 Metern. Sie erneuert sich jeden vierten Tag. Mit Hilfe der Muskeln wird das Essen weitergepresst, vermischt und nach außen geschoben. Eine Darmmassage stärkt diese Muskulatur. Der Darm von Menschen, die weniger aktiv sind, und von Menschen, die übergewichtig sind, **arbeitet langsamer** und es fehlt ihnen oft die Kraft, die Verdauung gut durchzuführen. Man erkennt dies dadurch, dass diese Menschen öfter unter **Verstopfung** leiden.

Mit gezielten Massagen des Darms spürt man sofort Erleichterung. Es gibt sehr viele unterschiedliche Massagen, mal sanft, mal hart und fest.

Die Massagen, die ich selbst nutze, sind diese:

1. Ganz einfach ohne Handberührung den Bauch einziehen und rausdrücken, dabei mal anspannen, mal entspannen und dabei die Atmung regulieren. **Bauch kreisen lassen**, nach rechts, nach links, von oben nach unten und von unten nach oben. So, als ob du Bauchtanz üben würdest. Ändere immer die Bewegung und bewege Po und Bauch so, als ob du Sex haben würdest. Ziehe dabei

deine Pobacken und deine Bauchmuskeln immer zusammen, wenn du die Bewegung nach vorne machst. Wichtig dabei ist es immer richtig durchzuatmen und auszuatmen. Oft ist der Stuhlgang danach sehr leicht und entspannt. Die Massage **beseitigt Krämpfe, Bauchschmerzen und Luft im Bauch** und du hast den Eindruck zu spüren, wie sich deine Bakterien an die Arbeit machen.

2. Eine Lieblingsübung, die auch Lust macht, ist eine ganze normale Massage rund um den Nabel. Spanne den Bauch an und **massiere mit kräftigen, tiefen, druckartigen Handbewegungen** in verschiedene Richtungen, inkl. kratzen und ähnlichem, bis unten an den Bauchansatz. **Massiere die Bauchseiten**, manchmal mit beiden Händen, und fokussiere dich auf den tiefen Muskel des Bauchs. Entspanne zwischendurch die Muskeln und versuche mit den Fingern die spannungslose Haut streichelnd sanft zu durchdringen und zu bestätigen. Das kann bei Männern sogar zu einer Erektion führen.

Mir und meinen Klienten haben diese Arten von Massagen die meisten positiven Ergebnisse gebracht, die sich **auch auf die Psyche auswirken**. Beide Methoden funktionieren gut im Sitzen, auf dem Rücken liegend oder auf dem Bauch.

Durch diese Massagen spüre ich wirklich wie es mir gut geht, wie ich positiver bin und bessere Laune habe, da große Mengen des **Glückshormons Serotonin ausgeschüttet** werden. Im Internet kannst du noch viele andere Massageideen finden. Du kannst aber auch selbst kreativ sein und deine eigenen erfinden.

14.

Psychische Gesundheit: Schütze deinen Darm

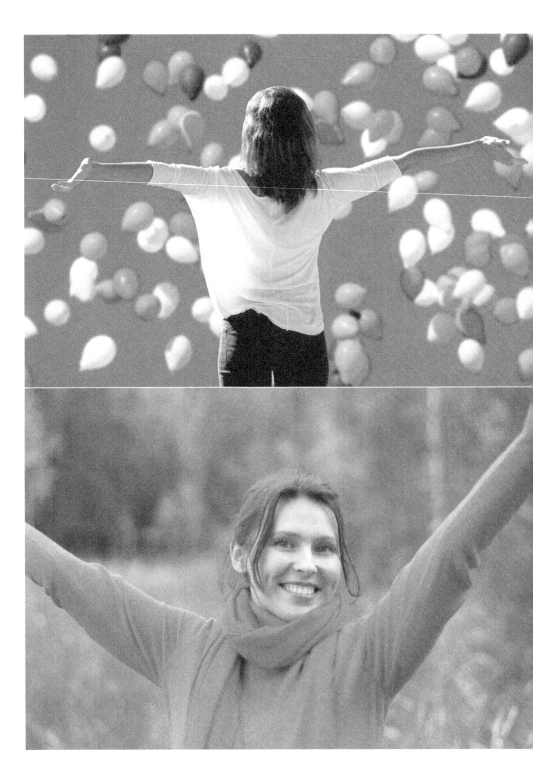

Es ist klar, dass zwischen dem Darm und den Nervenzentren eine sehr enge Verbindung besteht. **Sie beeinflussen und manipulieren sich gegenseitig negativ wie positiv**. In Band 1 oder dem Sammelband kannst du genauer nachlesen, wie Dauerstress, eine negative psychische Einstellung und psychische Störungen die Darmfunktionen erheblich stören. Es ist selbstverständlich, dass das Gegenteil den Darm, die Darmflora und die Darmfunktionen stärkt und verbessert. Zahlreiche Studien haben gezeigt, dass belastende Lebensereignisse und eine negative Lebenseinstellung das Auftreten oder die Verschlechterung von Symptomen von Verdauungsstörungen, einschließlich entzündlicher Darmerkrankungen, Reizdarmsyndrom, Magengeschwüre, Blähungen, Bauchschmerzen und vieles mehr, fördern.

Positive Gedanken und eine positive Lebenseinstellung beeinflussen die Darmfunktion positiv. Sie lassen das Gehirn Glückshormone herstellen. Diese erreichen das Darmnervensystem, das wiederum mit der Darmflora kommuniziert. Diese reagiert positiv und erledigt auch positiv seine Arbeit. Viel mehr **Toxine werden ausgeschieden**, die Verdauung läuft besser und die guten Nährstoffe werden gut resorbiert, das Nervensystem im Darm reagiert wiederum positiv mit der Sekretion von Serotonin, das wiederum das Gehirn erreicht und uns glücklicher macht.

Da einige Nahrungsmittel das Stressniveau erhöhen, während andere es reduzieren können, ist es wichtig, Stress zu vermeiden indem man die richtigen Lebensmittel zu sich nimmt. Im Allgemeinen erhöhen fettige, zuckerhaltige, säuerliche oder verarbeitete Lebensmittel den Stress. Basische Lebensmittel, Kräuter, Gewürze, Gemüse, gutes Fleisch und Obst reduzieren ihn.

15.
Bewegung und Sport

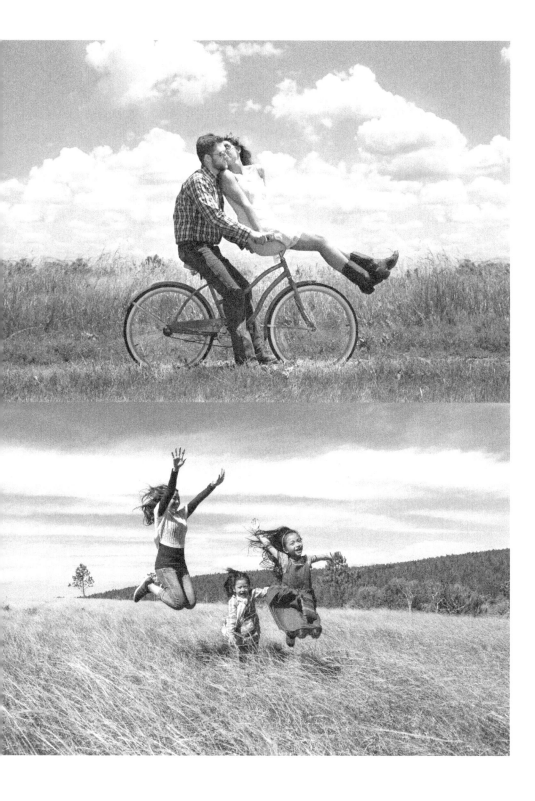

Wie schon in Kapitel 13 „Bauch und Darmmassage" erwähnt, haben körperliche Betätigungen wie Sport eine positive Wirkung auf die Gesundung des Darms. Sie verursachen die Kontraktion der Darmmuskulatur, **fördern so die Absorption von Nährstoffen** durch den Darm, fördern das ordnungsgemäße Funktionieren des Verdauungssystems und die Evakuierung des Stuhls und vermindern auch Entzündungen im Darm. Ich habe bei meinen Klienten gesehen, wie allein der Sport ihre Verstopfungsprobleme, ständigen Krämpfe und ständiges Ziehen im Bauch beseitigt hat. Auch habe ich beobachtet, dass Menschen, die stundenlang im Büro sitzen und sich wenig bewegen, viel mehr Darmprobleme haben.

Sport **erhöht auch die Sauerstoffversorgung des Körpers** und die Sekretion von Glückhormonen, verbessert die Laune und macht glücklich, was zu einer Verringerung von Stress führt. Da Stress negative Auswirkungen auf das Verdauungssystem haben kann, fördert die Ausübung eines Sports das gute Funktionieren des Darms und die damit einhergehende gute Verdauung. Das bedeutet eine bessere Beseitigung von Schadstoffen und die bessere Aufnahme von Nährstoffen.

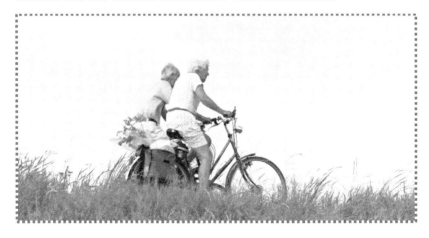

16.

Sex heilt den Darm: Die Darmbakterien genießen den Sex mit

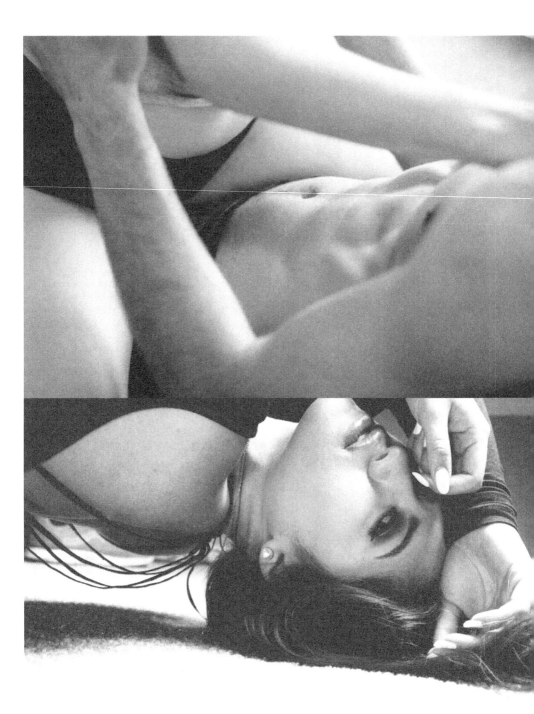

Was in der modernen Medizin noch unbekannt ist, ist die **Verbindung zwischen Sex (Libido) und dem Darm**. Sex wirkt bekanntlich bei vielen Beschwerden wie ein Medikament. Sex kann auch für einige Krankheiten eine vorbeugende oder schmerzlindernde Wirkung haben. Das ist auch der Fall mit dem Darm. Die Darmbakterien wissen genau, wann du Sex hast oder dich befriedigst. Genauso, wie du das Gehirn anregst, regst du auch das enterische Nervensystem, also deinen Darm und seine Mitbewohner, an. Diese interagieren miteinander und mit dem Gehirn, was unterschiedliche **positive Folgereaktionen** hat. Die Darmbakterien spüren, dass etwas passiert, und werden auf- und angeregt und sekretieren eine Substanz, die dazu führt, dass im Darmbereich **mehr Glückshormone** ausgeschüttet werden und die Lust noch intensiviert wird. Der Darm macht also auch mit. Diese ganze schöne Anspannung nimmt dem Darm den Stress und bringt ihn dazu seine zahlreichen Funktionen gut durchzuführen. Dabei werden mehr Nährstoffe verbraucht und benötigt, um nicht nur den Körper zu befriedigen, sondern auch die Bakterien.

Wenn man **beim Sex den Darm zusammenpresst**, empfindet man noch mehr Lust und kommt schneller und heftiger zum **Orgasmus**. Dies gilt vor allem für Frauen, wenn sie befriedigt werden. Das zeigt die klare Verbindung zwischen den Geschlechtsorganen und dem Gehirn beim Sex.

17.
Weitere Tipps

Erde: Einfach regelmäßig normale Erde (am besten rot-braune oder dunklere Erde) essen. Das saniert den Darm und bekämpft viele Krankheiten.

Holzkohle und Asche: Mehrmals im Monat Holzkohle zu Pulver reiben, mit Wasser mischen und etwas davon trinken. Am besten nimmt man direkt die Asche zu sich. Achtung: Es sollte sich um gesundes Naturholz handeln, das nicht vorher chemisch präpariert oder behandelt wurde!

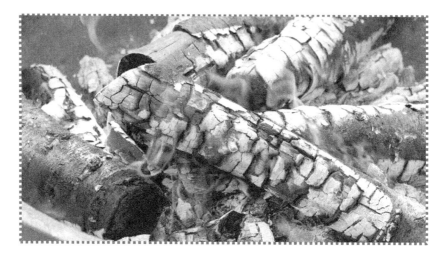

Das Leben des Autors

Anders sein, anders sehen, anders handeln, damit etwas Erfrischendes hereinkommt.

Mein Name ist Dantse Dantse, ich bin gebürtiger Kameruner und Vater von fünf Kindern, die zum Teil schon studieren. Meine Hobbys sind schreiben, joggen, träumen und Gott und alles, was er gemacht hat, bewundern und lieben.

Als ältester Sohn einer afrikanischen „Truppe" von 8 Kindern meiner Mutter und als Drittältester Sohn und siebtes aller Kinder meines verstorbenen Vaters, der insgesamt 25 Kinder mit drei amtlich verheirateten Frauen hatte, war mein Leben immer ein spannender Film, seit ich ein Kind war. Alle Kinder und alle Frauen wohnten zusammen in einer Anlage, die Kinder in einem Haus und der Vater und seine Frauen in einem separaten Haus. Wir aßen alle zusammen, spielten zusammen. Eine Frau kochte für alle Kinder. Wir Kinder haben immer eine Ansprechpartnerin gehabt, denn jede einzelne Frau war unsere Mutter. Wenn die eigene Mutter verreist war, kümmerte sich die andere Mutter um dich. Diese Erfahrung muss man machen. Das ist etwas Besonderes, man lernt zu teilen, zu lieben, mit 24 gleichwertigen anderen. Automatisch ist die Definition von wichtigen Werten, wie Geben, Teilen, Gefühle, Liebe, Eifersucht, Geduld, Verständnis zeigen uvm. anders als bei Kindern einer sogenannten „normalen" Familie. Wenn du aus solch einer Familie kommst wie ich, erfährst du so viele Sachen, die dich im Leben weiterbringen. Du lernst viel, weil du schnell lernen musst, um nicht runterzufallen.

Mein Leben ging auch im Erwachsenenalter spannend weiter, nicht nur, weil ich Vater von fünf Kindern von unterschiedlichen, schönen Frauen aus unterschiedlichen Kulturen bin, sondern auch, weil ich Grenzerlebnisse hatte, seien sie gut oder schlecht, die mich geformt haben. Ich habe viele Menschen verloren und viele dazu gewonnen. Ich habe so viele schöne Dinge erlebt, aber auch sehr schmerzhafte Erfahrungen gemacht. Ich habe in meinem Leben fast alles probiert, denn ich bin ein Mensch, der ständig das Neue sucht und vor Risiken keine Angst hat, der bereit ist, bis zum Ende zu gehen, um zu wissen, was aus etwas wird.

Frauen waren und sind immer meine Leidenschaft gewesen, auch heute noch, wenn auch nicht mehr in diesen Mengen. Ein kleiner Star war ich immer gewesen, mein Star. Ich brauchte nicht den Erfolg von Robbie Willams, um bei den Frauen anzukommen. Frauen haben somit mein Leben sehr geprägt. Wichtig dabei ist, dass ich mich nicht verloren habe, sondern im Gegenteil mich stetig weiterentwickelt habe. Viele kennen mich als jemanden, der unkonventionell denkt und lebt, der sehr positiv ist, der ein guter Vater ist, dem die Freiheit (die innere und die äußere) fundamental wichtig ist, der an das Gute im Menschen glaubt, trotz mancher unschöner Vorfälle, der hilfsbereit ist und gerne verzeiht, kurz, als eine Person, die glücklich ist, wie sie ist, aber dennoch weitermacht.

Beruflich passierte sehr viel, vom Studium bis heute. Ich habe unterschiedliche Dinge gemacht und dabei habe ich nicht immer die Rahmenbedingungen beachtet, denn die bremsen meistens. Ich lebe und arbeite seit über 25 Jahren in Deutschland und arbeite heute als Erfolgs-Coach und Marketingberater. Ich berate

Menschen und Firmen, wenn sie nicht mehr wissen, wie es weitergeht! Vor dem Coaching gab es, wie gesagt, noch vieles anderes: Studium, Geschäftsführer, Außenhandel, Firmengründer, Internet, PR, und, und, und…

Die Idee zu schreiben habe ich schon als Kind gehabt, aber erst die Erfahrungen aus meiner Tätigkeit als Berater und Coach brachten mich dazu, mein Hobby in die Tat umzusetzen. Da mein afrikanisch-inspiriertes Coaching gerade immer mehr Deutsche anspricht und ihnen hilft, habe ich mich auf Anraten einer Kundin entschlossen, meine Erfahrungen und Ratschläge in Büchern weiterzugeben.

Meine Begeisterung für alles, was mit Menschen zu tun hat, ist fast selbstverständlich:

1. Seit 23 Jahren bin ich Vater und Erzieher von mehreren Kindern aus verschiedenen Kulturkreisen, dem afrikanischen und dem europäischen. Das macht für mich als Vater die Erziehung jedes Kindes anders und spannend, aber auch herausfordernd. Durch diese Kinder habe ich außerdem viele andere Kinder und Eltern kennengelernt.

2. Durch meine Erziehung habe ich gelernt, dass Werte und Persönlichkeit sehr wichtig sind. Mein Vater, der beruflich sehr aktiv war als Politiker und hoher Beamter des Landes, fand immer Zeit am Wochenende, um uns Geschichten zu erzählen und Lieder beizubringen. Wir saßen dann stundenlang im Dunkeln auf der Wiese vor unseren Häusern (dem Haus der Eltern und dem Haus der Kinder) und hörten ihm zu. Seine Geschichte hatte immer mit etwas zu tun, was uns

beschäftigte oder was uns als Individuum stärken würde. Er konnte aus einem Zitat aus der Bibel eine herzliche Geschichte erzählen. Diese Geschichten sind Jahrzehnte später immer noch in meinem Kopf. In Afrika sagt man, erst ein starker Mensch als Individuum macht eine starke Gesellschaft. Anders herum ist es ungesund. Die Gesellschaft wäre zwar stark, aber die Menschen darin kaputt und krank. Deswegen sollte jedes Kind seinen eigenen Weg suchen und finden und sich nicht immer dem Diktat der Allgemeinheit beugen. Alleine dastehen bedeutet nicht, dass die anderen Recht haben und auf Seite der Wahrheit stehen, nur weil sie viele sind. Du kannst Recht haben und sie alle nicht. Man sollte keine Angst haben, den Weg zu nehmen, den kein anderer nimmt. Man kann es Sonderweg nennen. Dein Weg aber ist der richtige für dich.

Die Kinder, sagte mein Vater, müssen mit Werten und Liebe zur Selbstständigkeit und Unabhängigkeit erzogen werden. Kinder müssen so erzogen werden, dass sie aus eigener Kraft das Gute vom Schlechten trennen können, erkennen können, was ihnen guttut, damit sie der Gesellschaft auch Gutes tun können. Die Kinder müssen so erzogen werden, dass sie glücklich sind und das Vertrauen haben, dass sie auch nach schwierigen Zeiten, die immer im Leben eines Menschen vorkommen, trotzdem weiter glücklich sein werden.

Diese Lehre begleitete mich und mit der Zeit war ich auch immer mehr davon überzeugt, dass das wichtig ist. Wir sehen in den westlichen Ländern, wie die Gesellschaft stark ist, aber viele Menschen schwach und krank sind.

In einer solchen Großfamilie musst du bestimmte Eigenschaften und Strategien entwickeln, um auf dich aufmerksam zu machen, ohne den anderen zu schaden. Vieles das dich sehr beschäftigt, passiert schon in sehr frühem Alter, unter anderem ist der Kampf um die Gerechtigkeit und Gleichheit zwischen allen Geschwistern gegenüber den Eltern sehr bedeutend. Da die Eltern nicht so viel Zeit für dich haben wie in einer Familie mit nur zwei Kindern, musst du sehr aufmerksam sein und manche deiner Probleme alleine lösen. Das bedeutet, dass du schon als Kind Philosoph, Psychologe und Therapeut bist.

Als ältester Sohn musste ich, nach der afrikanischen Kultur, schon sehr früh praktisch die Funktion eines Erziehers (hier Vater und Mutter) übernehmen. Dafür wurde ich auch speziell geschult. Das Beste dabei war, dass man die ältesten Kinder geschlechtsneutral ausbildete, damit sie gleichzeitig die Funktion von Papa und Mama übernehmen können. Das heißt, dass ich Papa und Mama bin, seitdem ich 10 war. Und heute freue ich mich sehr, diese Erfahrungen gemacht zu haben und dass ich die Chance hatte, meine jüngeren Geschwister mit zu erziehen und viel daraus für mich zu lernen. All das hat mir sehr bei der Erziehung von meinen eigenen Kindern geholfen. Aus diesen Erfahrungen habe ich sehr viel gelernt und viel Wissen gesammelt, das man kaum aus Büchern lernen kann.

3. Als Coach und Berater habe ich viele Menschen, Frauen, Männer, Paare, Kinder aus unterschiedlichen Kontinenten, Kulturen, sozialen und beruflichen Kreisen betreut.

Ich schreibe, wie ich bin. Ich schreibe vielseitig, weil mein Leben auch vielseitig ist und keinen "normalen und üblichen und planmäßigen" Weg, wie die Menschen ihn gewohnt sind, genommen hat. Das wollte ich auch nie so haben. Ich war und bin die Art von Mensch, die man üblicherweise Lebenskünstler nennt. Unkonventionell, frei in meiner Person und in meiner Denkweise, unabhängig von Etabliertem, das ich aber voll respektiere. Meine Werte sind Liebe, Gerechtigkeit, Verzeihen können, Kulanz, Optimismus, Freigiebigkeit, Verantwortung tragen, Freiheit mit mir selbst und mit anderen und dazu noch guter Vater sein.

Fast alle meine Bücher beruhen auf wahren Begebenheiten. Ich schreibe Bücher über moderne Themen, die die Menschen und die Gesellschaft bewegen, Bücher über schwere Schicksale, Tabuthemen, Ethik und Moral, über Erziehung, über das Glück. Ich schreibe auch Ratgeberbücher und Kinderbücher mit interkulturellem Hintergrund, da meine Kinder in interkulturellen Verhältnissen leben. Ich bringe Erfahrungen aus zwei unterschiedlichen Kulturen mit, die ich vereinen musste, um meinen Kindern das Bestmögliche zu geben.

Dieses Wissen und diese Erfahrungen waren für Menschen, die meinen Rat gesucht haben, stets eine große Bereicherung.

Meine afrikanisch-inspirierten Tipps und Tricks helfen in allen Lebensbereichen von Kindererziehung über Partnerschaft, Sexualität, Gesundheit, Ernährung bis zum Glücklichsein. Auch noch so harte Nüsse können geknackt werden und das alles mit Liebe, Geduld, Konsequenz und Gerechtigkeit. Dafür ist es sehr wichtig sich selbst zu kennen, zu lieben und sich selbst zum Glücklichsein zu erziehen.

Mein Schreibstil ist authentisch und angenehm zu lesen. Die Wortwahl ist einfach, unkompliziert, verständlich, sowie deutlich. Meine Bücher sollen neugierig und nachdenklich machen und Spaß und Lust am Lesen wecken. Ich möchte meinen Stil unbedingt beibehalten, damit die Leser mich so kennen, so akzeptieren und durch ihn auch erkennen, dass ich kein gebürtiger Deutscher bin. Das ist mein Anreiz, auf Deutsch zu schreiben.

Lies meine Bücher, und du wirst verstehen, was ich über mich geschrieben habe. Gerne können wir weiter streiten, diskutieren und ausdiskutieren und Frieden schließen. Gerne lese ich auch dein Lob.

Meine Autorenseite ist: www.dantse-dantse.com,

E-Mail: Leser@dantse-dantse.com

Meine Coachingseite ist: www.mycoacher.jimdo.com,

E-Mail: mycoacher@yahoo.de

Quellen

Regulationsmechanismen der neuronalen Glukoseaufnahme
https://www.mpg.de/9872139

Peter Brookesmith, Karin Prager: Kleine Ungeheuer. Die geheime Welt der winzigen Lebewesen. Gondrom-Verlag, 1999, ISBN 3-8112-1735-6, S. 55–59.

C. Palmer, E. M. Bik, D. B. DiGiulio, D. A. Relman, P. O. Brown: Development of the human infant intestinal microbiota.

R. Mändar, M. Mikelsaar: Transmission of mother's microflora to the newborn at birth. In: Biol. Neonate. Band 69,
https://www.ncbi.nlm.nih.gov/pubmed/8777246?dopt=Abstract

Forschung aktuell, 29. April 2016: Welche Faktoren die Darmflora beeinflussen. http://www.deutschlandfunk.de/bakterien-welche-faktoren-die-darm-flora-beeinflussen.676.de.html?dram:article_id=352861

IMPACT DU RÉGIME ALIMENTAIRE SUR LA DYNAMIQUE STRUCTURALE ET FONCTIONNELLE DU MICROBIOTE INTESTINAL HUMAIN

http://julientap.free.fr/These_Julien_Tap.htm

Le microbiote : une flore qui nous veut du bien

https://www.franceinter.fr/emissions/la-tete-au-carre/la-tete-au-carre-09-mars-2016

cell.com, Cell Reports: Ly6Chi Monocytes Provide a Link between AntibioticInduced Changes in Gut Microbiota and Adult Hippocampal Neurogenesis. http://www.cell.com/cell-reports/pdf/S2211-1247(16)30518-6.pdf

oël Doré, Karine Clément, Stanislav Ehrlich et Hervé Blottière, « Microbiote intestinal : les bienfaits de la diversité

T. Piche « Anomalie pariétale et de la flore au cours du syndrome de l'intestin irritable (Alterations of intestinal epithelial barrier and flora in the irritable bowel syndrome) http://www.em-consulte.com/showarticle-file/206079/main.pdf

Gut microbiota after gastric bypass in human obesity: increased richness and associations of bacterial genera with adipose tissue genes.
https://www.ncbi.nlm.nih.gov/pubmed/23719559

https://fr.wikipedia.org/wiki/Microbiote_intestinal_humain

Die wichtigsten Bakterien der Darmflora & deren Normalwerte.

http://www.intestinal.de/html/bakterien_im_darm.html

https://www.netdoktor.de/anatomie/darm/

https://www.praxiszentrum-leipzig.de/innere-medizin/darmflora-mikro-biom/

https://www.vitaliseurdemarion.fr/officiel/les-maladies-neurologiques-de-pression-se-fabriquaient-intestin/

http://www.liberation.fr/sciences/2014/01/09/l-intestin-notre-muraille-de-chine_971725

darmbakterien-1-wie-die-darmflora-unser-verhalten-beein-flusst_aid_816300.html http://www.homeopathy.at/serotonin/

http://neurologie-psychiatrie.universimed.com/artikel/entz%C3%BCndung-serotonin-depression-gibt-es-einen-zusammenhang

Systematic review: exercise-induced gastrointestinal syndrome—implications for health and intestinal disease http://onlineli-brary.wiley.com/doi/10.1111/apt.14157/full

Dr. Philippe de Timary : Breakdown in Gut Barriers to Bacteria May Promote Inflammation and Craving in Alcoholics. https://www.else-vier.com/about/press-releases/research-and-journals/breakdown-in-gut-barriers-to-bacteria-may-promote-inflammation-and-craving-in-alcoholics

International Journal of Clinical Medicine

Vol.4 No.7(2013), Article ID:33912,4 pages DOI:10.4236/ijcm.2013.47054 A Case Study of Gut Fermentation Syndrome (Auto-Brewery) with Saccharo-myces cerevisiae as the Causative Organism http://file.scirp.org/Html/1-2100535_33912.htm

Emeran A. Mayer "Gut feelings: the emerging biology of gut–brain commu-nication"Nature Reviews Neuroscience 12, 453-466 (August 2011) (Darm Gefühle: Die Biologie der Darm-Gehirn Kommunikation)

https://www.nature.com/articles/nrn3071

http://journals.plos.org/plosone/article?id=10.1371/journal.pone.0096864

Gonzalez A et al., "The mind-body-microbial continuum." Dialogues Clin Neurosci. 2011;13(1):55-62. (Die Verbindung von Geist, Körper und Mikroorganismen) https://www.ncbi.nlm.nih.gov/pubmed/21485746

Maternal prenatal stress is associated with the infant intestinal microbiota http://www.psyneuen-journal.com/article/S0306-4530(15)00020-7/abstract

file:///C:/Users/User/Downloads/2015-01-stress-pregnancy-infant-gut-microbiota.pdf

Colon cleansing: a popular, but misunderstood natural therapy. https://www.ncbi.nlm.nih.gov/pubmed/17182488

https://www.ncbi.nlm.nih.gov/pubmed/26695747

http://www.vitaviva-info.com/de/gesundheitsprobleme/verdauungs-beschwerden

Le rôle de l'intestin dans l'équilibre de notre santé

Cyril Cassilde https://dumas.ccsd.cnrs.fr/dumas-01267046/document

Weitere Bücher des Autors bei indayi edition (Auszug)

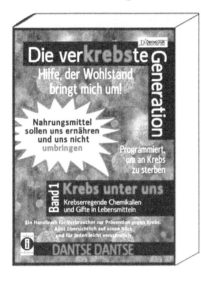
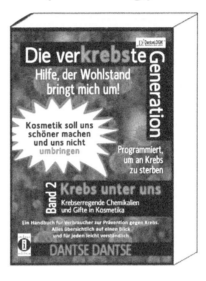

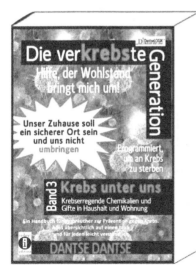
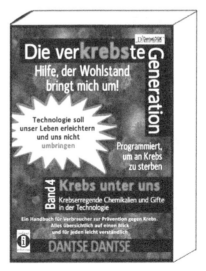

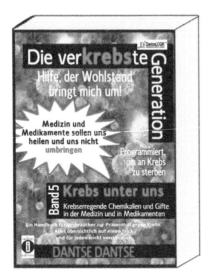

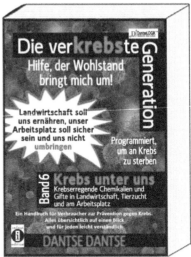

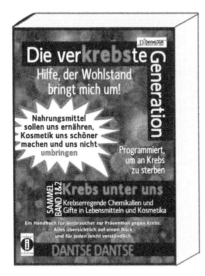

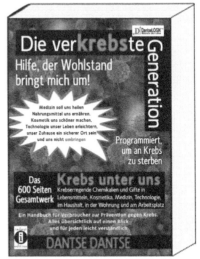

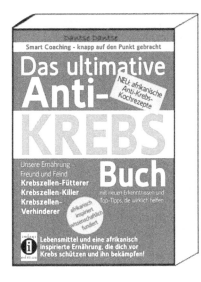

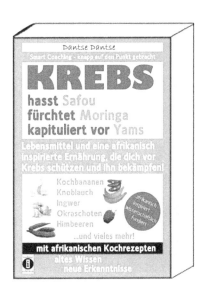

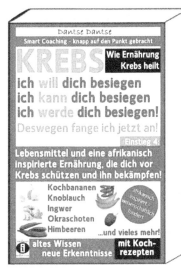

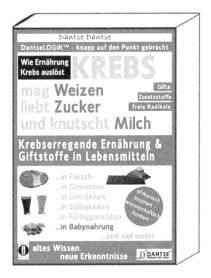

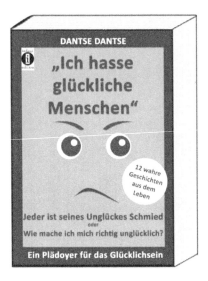

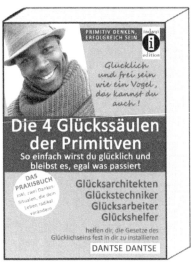

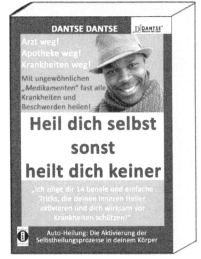

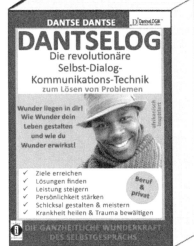

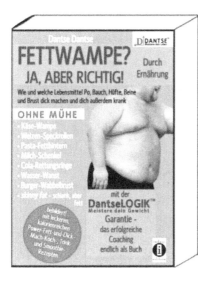

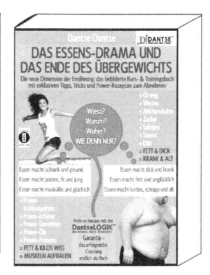

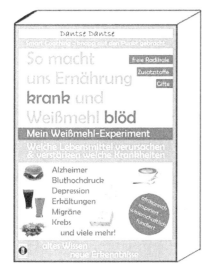

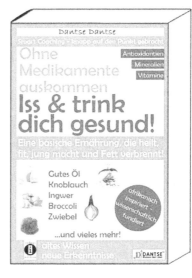

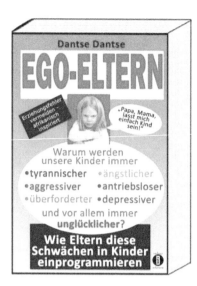

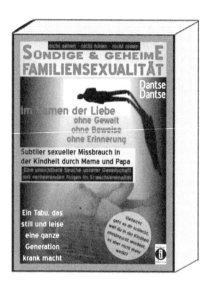

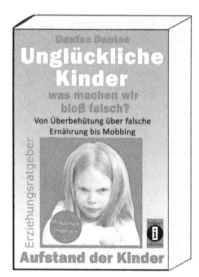

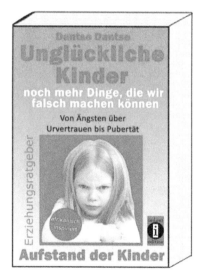

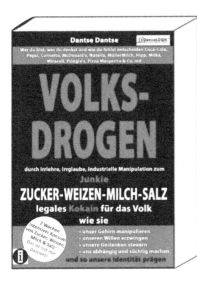

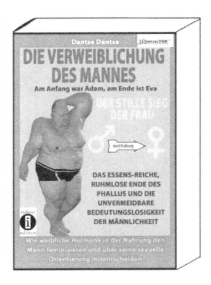

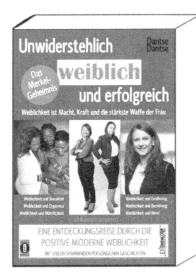

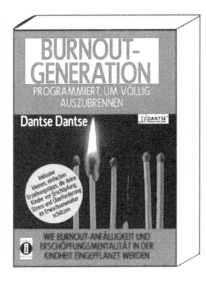

279

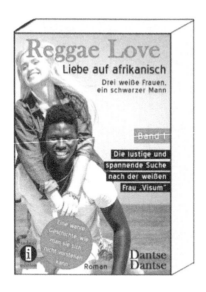

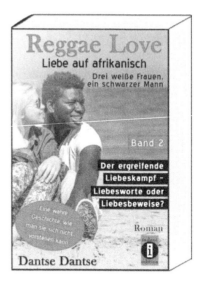

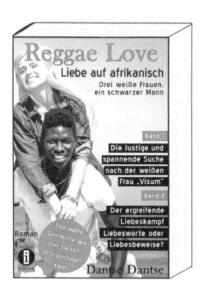

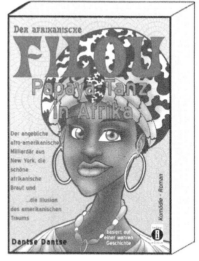

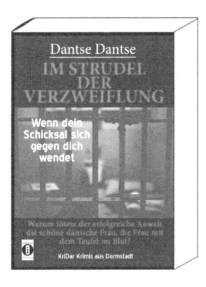

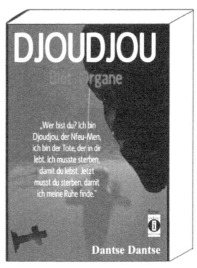

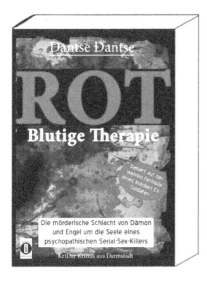

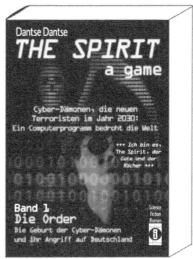

Weitere Bücher von indayi edition (Auszug)

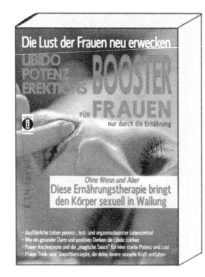

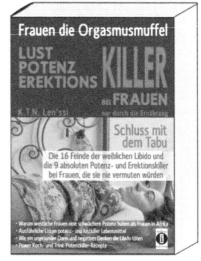

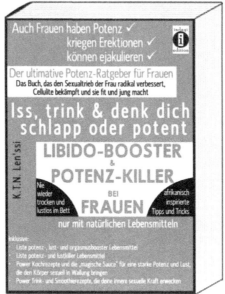

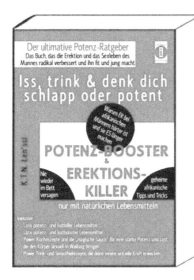

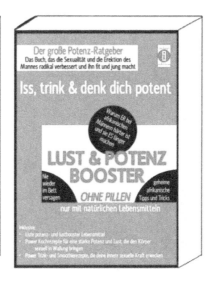

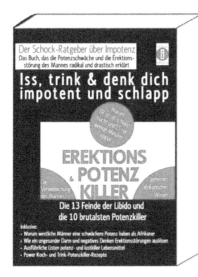

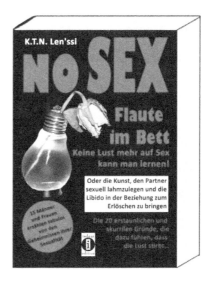

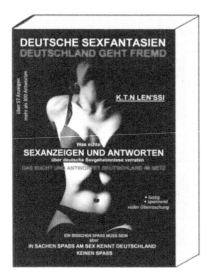

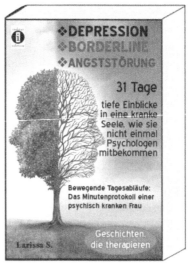

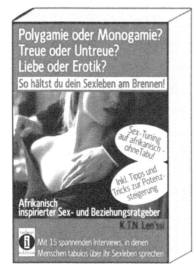

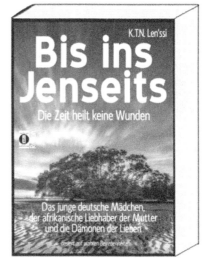

284

Printed in France by Amazon
Brétigny-sur-Orge, FR

16203460R00161